U0262231

准妈妈
实用手册

首都医科大学附属
北京妇产医院围产医学部

著

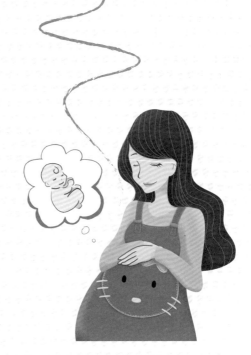

人民东方出版传媒
东方出版社

图书在版编目（CIP）数据

准妈妈实用手册／首都医科大学附属北京妇产医院围产医学部 著 . —北京：东方出版社，
 2019.6
ISBN 978-7-5207-1009-1

I. ①准… II. ①首… III. ①孕妇－妇幼保健－手册 IV. ① R715.3－62

中国版本图书馆 CIP 数据核字（2019）第 075053 号

准妈妈实用手册

（ZHUNMAMA SHIYONG SHOUCE）

- -

作　　者：首都医科大学附属北京妇产医院围产医学部
责任编辑：王　淼
装帧设计：王欢欢
出　　版：东方出版社
发　　行：人民东方出版传媒有限公司
地　　址：北京市朝阳区西坝河北里 51 号
邮政编码：100028
印　　刷：北京盛通印刷股份有限公司
版　　次：2019 年 6 月第 1 版
印　　次：2019 年 6 月第 1 次印刷
开　　本：880 毫米 ×1230 毫米　1/32
印　　张：8.25
字　　数：213 千字
书　　号：ISBN 978 - 7 - 5207 - 1009 - 1
定　　价：39.80 元
发行电话：（010）85924663　85924644　85924641

- -

序

2019 年 6 月 6 日，首都医科大学附属北京妇产医院、北京妇幼保健院喜迎六十华诞。在这个值得纪念的特殊日子里，北京妇产医院围产医学部的产科医生集体撰写了《准妈妈实用手册》一书，作为对院庆的献礼。

首都医科大学附属北京妇产医院、北京妇幼保健院创建于 1959 年6 月 6 日，由我国杰出的妇产学科奠基人林巧稚女士担任首任院长，是集医疗、教学、科研、预防、保健于一体的国内知名三级甲等妇产专科医院。经过六十年的建设，医院目前有围产医学部、新生儿科、妇科、微创中心、妇科肿瘤科等 30 多个医疗、医技、保健科室，开放床位 600 余张。

北京妇产医院今天的蓬勃发展源于几代人长达一个甲子的奋斗，这其中凝聚着每一位妇产人的努力与艰辛。我们将继续秉承以林巧稚院长为代表的第一代妇产妇幼人身上"团结、奋进、创新、发展"的精神和"德、爱、精、勤"的院训精神，顽强拼搏、开拓进取，为妇幼事业的繁荣发展而不懈努力。

生命的孕育，承载着无数的期望。呵护母婴健康平安，是每一位妇产妇幼人义不容辞的责任，而规范的产检是母儿健康平安的基础。准妈妈及其家庭对新生命的到来充满期盼与希冀，同时也会在孕产期产生很多困惑与不解。本着为广大准妈妈答疑解惑的出发点，我院围产医学部的产科医生集体撰写了《准妈妈实用手册》一书。在书中，他们从专业的角度科学全面地阐述了从备孕到孕期产检、保健，以及分娩到产后康复的注意事项，详尽而有针对性地对准妈妈进行指导，对孕产妇全周期孕检给予实用、富有人文关怀的指引。本书内容来源于临床一线产科医生们的工作经验、知识积累及生活体验，融知识性、科学性、实用性于一体，通俗易懂，贴近生活。通过本书，孕产妇可以更好地了解孕期产检的全过程，更好地完成孕期保健，为胎儿生长发育创造良好的环境。

希望本书能够受到广大准妈妈们的欢迎，帮助她们顺利度过孕期，获得更好的妊娠结局。

首都医科大学附属北京妇产医院、

北京妇幼保健院院长

严松彪

目录 CONTENTS

PART 5 分娩篇

PART 6 产后篇

PART 7 出院篇

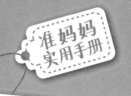
准妈妈
实用手册

PART 1

备 孕 篇

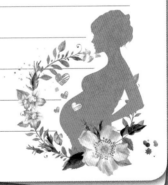

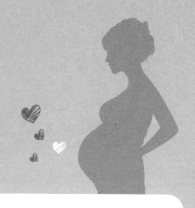

　　孕期对每一位女性来说，都是一段特殊的时期，意味着准妈妈们即将开启人生新的篇章。怀孕后有欣喜、有忐忑，也有懵懂、有焦虑，更有不少小担心甚至诚惶诚恐。希望我们的孕检指引，成为您的贴身宝典，陪伴您走过幸福甜蜜的好孕之旅，让孕检成为您的保护伞，让孕期留下暖心的回忆。

孕前检查

　　各位小主，当你们经历了毕业、就业、结婚等重要的人生转折点之后，或远或近就会萌生一个迫切的愿望——生育一个健康的宝宝。妊娠期是女性的一段特殊时期，古语说，"女人生孩子，是去鬼门关走一遭"。而当今时代，尤其是在像北京这样的现代化大都市中，由于种种原因，女性生育的年龄往往偏大，与年龄相关的生育问题也变得极为显著和严峻。因此，女性生育前一定要进行孕前心理、身体方面的全面评估，了解相关的孕期知识、合理计划安排和接受必要的治疗，从而做好针对性孕期保健，这是确保平安分娩、母婴健康的重要环节。

1. 心理状态评估

　　女性生育承担着源于家庭、工作和社会方方面面的压力，那么您在计划妊娠前做好准备了吗？有些年轻孕妇知识较为片面，对孕期情况了解不足；有些曾经历过不孕、流产、死胎、胎儿畸形等情况，对妊娠充满畏惧；还有一些，尤其是高龄女性虽然有过正常顺利的分娩经历，但目前明确或者潜在患有种种慢性疾病，为了搭上"二孩"的末班车还要铤而走险。针对这些情况，备孕女性有必要通过孕前的健康教育，正确认识和了解常见孕期疾病及预防措施，消除疑虑及担忧，并保持良好的心态、健康的生活方式，这是心理健康的有力保障。同时，来自家人的支持、理解及陪伴也是心理健康不可缺少的部分。若女性表现出焦虑及抑郁的症状，应及时咨询心理医生进行评估疏导，排解压力，必要时

3

可能需要使用药物治疗，待病情稳定后方可考虑孕育宝宝。只有做好了充分的心理准备，才能开始您的幸福孕期，才能促进母儿健康。为了给宝宝一个安稳的环境，一定要保持开心快乐的好心情。

2. 身体状态的评估

妊娠是一个特殊的生理过程，需要全身各个器官强化工作，满足母亲和胎儿两个人的生理需求，因此，健康的脏器功能是必须保证的。古语说得好，"知己知彼，百战不殆"，就像大考之前的摸底考试，怀孕前我们首先要了解自己的身体状况。

（1）影响妊娠期的常见内科疾病

随着年龄的增加，机体多脏器功能趋于减退和衰老，心脏病、高血压、糖尿病、血栓性疾病、甲状腺疾病等内科疾病风险增加。因此，孕前对于合并有内科疾病的高危人群及高龄女性，应全面系统地评估身体状况是否适合妊娠，是否需要干预治疗，排除各种微生物的急性和慢性感染，以便在整个孕期进行针对性治疗和监护，这也成为孕前检查的第一步。一般来说，在备孕期间，可到医院进行肝肾功能、血脂血糖、离子生化、甲状腺功能、血尿常规、凝血等化验检查，了解脏器功能，检查是否有传染疾病，如甲乙丙型肝炎病毒、梅毒、艾滋病的血清学检查，防止疾病传染给宝宝。另外，家里养有宠物的女性还可以做有关弓形虫的检查，排除各种感染因素可能对胎儿造成的不良影响。

孕前心脏病可分为结构异常和功能异常两类。心电图检查可以初步排查心律失常，必要时还可以选择 24 小时动态心电图；超声心动图，也就是常说的心脏彩超，可以全面检查判断心脏功能和结构异常。既往有心脏病史或可疑心脏病的女性，建议孕前进行相关检查，由产科医生和心脏科医生综合评估，根据心脏病种类、病变程度判断是否可以耐受妊娠的过程。对于像媒体广泛报道的不顾医生劝阻而执意妊娠的严重心脏病的孕妇，妊娠对妈妈和宝宝都是非常危险的，虽侥幸闯关成功，也是我们绝不倡导的。

高血压疾病是一种高发的全身性疾病，近年来随着生活方式的改变、工作压力的增加，呈现年轻化趋势，在孕妇中也越来越常见。高龄、肥胖、有家族遗传史，是高血压疾病发病的高危因素，而由于其潜行缓慢的发病特点，往往被人们忽视。慢性高血压女性在孕期病情易加重，若并发子痫前期，常常导致孕产妇、胎儿的不良结局。慢性高血压女性应评估平时血压水平，重要器官如肾脏、肝脏等损害情况，降压药使用情况，有无继发性高血压等。尤其是继发于肾功能不全、肾动脉狭窄或嗜铬细胞瘤疾病者是不适合妊娠的。计划妊娠前应在医生指导下停用存在致畸风险的降压药，改为孕期相对安全的药物（如拉贝洛尔、硝苯地平等）控制血压，同时应改善生活方式（低盐低脂饮食、适当运动等），降低母儿孕期风险。

糖尿病是一种常见的内分泌代谢性疾病，我国已成为糖尿病第一大国，其危害不容小觑。许多人可能会说："糖尿病不就是血糖稍微高点吗？要不要那么大惊小怪？"孕妇患糖尿病可不仅仅血糖高点而已，女性合并糖尿病更容易发生流产、早产、胎儿畸形（以心脏畸形为主）、胎儿发育迟缓、死胎、羊水过多、感染、巨大儿、难产、妊娠期高血压疾病等不良妊娠结局，同时也容易出现染色体异常或畸形。不过，也不要过于紧张，孕前到内分泌科及产科门诊进行妊娠前咨询和评估，检测血糖及监测糖化血红蛋白，常规眼底检查等，控制饮食、适当运动，必要时行胰岛素治疗，血糖控制平稳3个月后再妊娠，也是可以获得良好妊娠结局的。

甲状腺功能性疾病常见有甲状腺功能亢进（简称"甲亢"）和甲

状腺功能减退（简称"甲减"）。甲亢随年龄增加患病率增加，不规律治疗或未治疗的甲亢孕妇易发生心脏病、充血性心力衰竭、甲亢危象、妊娠期高血压疾病等，会增加流产、早产儿、畸形儿、新生儿甲亢等的发生率。甲减孕妇易发生子痫前期、胎盘早剥、心功能不全、死胎、早产等。过高促甲状腺激素（TSH）分泌可能会影响胎儿甲状腺的发育，致流产、死胎、死产、胎儿脑发育不良及新生儿先天性甲减等。因此，女性计划妊娠时，需要将血清 TSH 水平控制在 2.5mU/L 以下再妊娠。

凝血功能异常中，血液高凝状态越来越受到大家的重视。机体持续高凝状态会导致血栓形成，与女性不孕、多次自然流产等相关。血液处于高凝状态或者严重的贫血，会引起胚胎组织缺血缺氧，导致流产、胚胎停育等悲剧发生。对于既往有不良妊娠史的女性，孕前应在专业医疗机构密切监测凝血功能相关指标，必要时加以预防性干预，以改善妊娠后母儿预后。

（2）合并妇科疾病

女性生殖道畸形可以影响受孕和妊娠结局，如生殖道（子宫或者阴道）先天性纵隔、先天性横隔；无论子宫还是卵巢发育不良等都会导致受孕困难，反复流产。因此，孕前进行相关的妇科检查及妇科超声检查是必要的。孕前，特别是高龄女性需进行宫颈病变筛查。人乳头瘤病毒（HPV）感染本身不会影响女性生育能力，如果宫颈没有癌变可以妊娠，密切监测 HPV 及细胞学检查结果。合并 HPV 感染并出现尖锐湿疣者建议治愈后妊娠。女性生殖功能评估应该包括卵巢储备功能，输卵管功能，是否有宫颈机能不全、子宫肌瘤、子宫炎症等。同时，男性的精子数量、活动力和质量也会随着年龄增加而下降，还需要评估男方的生殖功能。可以进行有针对性的相关检查。

（3）既往妇科手术史的影响

怀孕时女性的腹部逐渐膨隆，实际上是胎儿居住在母亲的子宫里不断成长的过程。子宫如果有手术史（剖宫产、子宫肌瘤剥除术）对生育存在一定风险：妊娠的子宫随胎儿的生长而被撑大，有过手术史的子宫再怀孕就像一个补过的气球重新充气，手术次数越多，出现子宫破裂、产后出血、手术副损伤的风险越高；卵巢对子宫有调节功能，卵巢手术导致卵巢组织破坏，使其储备的调节功能下降，就会使妊娠失败；宫颈就像房间的大门，宫颈手术使宫颈机能不全，也就是房门发生损坏而不能紧闭，会导致流产、早产的发生，也是不能让宝宝如期健康成长的。孕前相关的妇科 B 超检查及宫颈机能的评价也是必不可少的。

所以，各位小主一定要重视孕前详细评估全身状况，同时加强体育锻炼，提高身体素质和免疫力，以抵御孕期可能面临的疾病威胁。对于肥胖的女士，则应当孕前减肥，把体重调整到合理的范围，即孕前体重指数 BMI= 体重（单位为 kg）/ 身高（单位为 m）的平方，调整在 18.5—24.5 之间。只有了解孕前科普知识，正确认识相关风险，调整好心理和身体状态，才能有充分的准备迎接宝宝的到来。

叶酸的补充

怀孕前的另一项重要准备——补充叶酸，对准备怀孕的女性来说并不陌生，孕前 3 个月到孕后 3 个月补充叶酸可以预防胎儿发生神经管畸形，这是几乎每个准妈妈都知道的常识。但对于为什么要吃叶酸、如何吃叶酸，大多备孕的女性和准妈妈们都会说，"别人吃，自己也就吃了"，很少想更深入的问题。下面，我们就给大家普及一下从孕前开始补充叶酸的相关问题。

1. 准妈妈问题一："什么是叶酸？为什么我们要吃叶酸？"

叶酸其实是一种 B 族维生素，也叫维生素 B9，因最初是从菠菜叶中提取得到的，故称为叶酸。人体的生长发育、正常生命活动都离不开它。准妈妈缺乏叶酸，会发生一种特殊的贫血。而肚子里的宝宝在生长发育中，如果叶酸缺乏就容易发生神经管畸形，这是一种胚胎发育早期神经管闭合不全所引起的一类先天性缺陷，包括无脑儿、脊柱裂和脑膨出。无脑儿和严重的脑膨出常引起死胎、死产，少数虽可活产，但存活时间很短；脊柱裂和轻度脑膨出患儿虽可存活，但无法治愈，常导致终身残疾。如果准妈妈孕前至孕早期增补叶酸，可以有效预防 70% 以上神经管畸形儿的出生，所以我们要吃叶酸。

2. 准妈妈问题二："我不想吃药片，食物也可以补充足够的叶酸吧？"

叶酸是身体没办法合成的，只能通过"吃"来补充。只有准妈妈吃足了，肚子里的宝宝才能获得充足的叶酸。生活中不少食物都含有丰富的叶酸，比如动物肝脏，豆类，坚果，菠菜、莴笋、油菜、西兰花等深绿色蔬菜，柑橘类水果等等。但是，这些天然叶酸很不稳定，在烹饪过程中容易被大量破坏，损失率可以达到50%—90%，而且天然叶酸还不容易被小肠直接吸收，最终的利用率只有50%。对于普通人，即使天然叶酸吸收率低，但只要饮食均衡通常不会出现叶酸缺乏。但准妈妈可是一人吃两人用，不仅自己需要叶酸，宝宝也需要，孕期对叶酸的需要量增加6—8倍，此时，光吃食物就容易出现叶酸缺乏了。药物、增补剂、强化食品内添加的叶酸多为人工合成叶酸。与天然叶酸相比，合成叶酸稳定性好、不易被破坏，容易被身体利用，利用率约为天然叶酸的1.7倍。因此，仅靠食补不能满足准妈妈和宝宝的需求，必需额外补充叶酸制剂。

3. 准妈妈问题三："既然叶酸片这么好，那我就多吃点儿吧！"

实际不然，叶酸缺乏或过量都会有不良的后果。

（1）叶酸缺乏

叶酸缺乏可能引起宝宝神经管畸形。宝宝在早期发育时间内，需要进行神经管的发育和闭合，如果叶酸量不够，就会造成神经管闭合不正常，进而出现宝宝先天畸形，例如脑膨出、无脑儿、智力低下、脊柱裂等。美国疾病控制中心研究发现，准妈妈在孕前1个月以及刚怀孕3个月内，每天坚持服用400μg的叶酸，可以使宝宝患神经管畸形的概率减少50%—70%。

叶酸缺乏可能导致宝宝先天性疾病、唇腭裂等体表畸形。怀孕前3个月，是胎盘形成与宝宝器官分化的重要时期，如果准妈妈缺乏叶酸，则会导致宝宝出现心血管、骨骼、口唇、眼、肾等器官畸形。

不少准妈妈在怀孕期间出现贫血的症状，这主要是由于宝宝在妈妈体内，因成长的需要会"抢夺"妈妈的血清铁，如果妈妈体内叶酸含量不足，也会形成贫血。

（2）叶酸过量

叶酸并不是吃得越多越好，如果过量同样会导致一系列不良的后果。长时间大量服用叶酸，会干扰人体内锌的代谢，导致缺锌。而准妈妈缺锌不仅影响自身健康，出现免疫力下降、加重妊娠反应、食欲减退等症状，还会影响宝宝的生长发育。每日叶酸摄入量不宜超过 1000—1200μg（曾经分娩过神经管畸形儿的除外）。

4. 准妈妈问题四："让孕期吃没问题，为啥备孕也要吃呢？"

首先，准妈妈如果处于叶酸缺乏状态，服用叶酸后不会马上改善，通常需要服用一段时间；其次，宝宝神经管在妊娠最初 4 周形成，如果发现怀孕了再补叶酸可能会来不及，缺陷可能就已经发生了。

"那么最终我们要如何补充叶酸？"来听一听产科医生给您的建议吧！

正常准妈妈：建议从可能怀孕或孕前至少 3 个月开始，每日补充叶酸 0.4mg 或 0.8mg，直至妊娠满 3 个月；

曾经分娩过神经管畸形儿的准妈妈：建议从可能怀孕或孕前至少 1 个月开始，每日补充叶酸 4mg，直至妊娠满 3 个月；鉴于国内没有 4mg 而有 5mg 叶酸剂型，亦可每日补充叶酸 5mg；

如果夫妻一方患神经管缺陷或曾生过神经管缺陷宝宝的准妈妈：

建议从可能怀孕或孕前至少 1 个月开始，每日补充叶酸 4mg，直至妊娠满 3 个月；鉴于国内没有 4mg 而有 5mg 叶酸剂型，亦可每日补充叶酸 5mg；

有先天性脑积水、先天性心脏病、唇腭裂、肢体缺陷、泌尿系统缺陷，或有上述缺陷家族史，或一、二级直系亲属中有神经管缺陷生育史的准妈妈以及胃肠道吸收不良性疾病的准妈妈：建议从可能怀孕或孕前至少 3 个月开始，每日补充叶酸 0.8—1.0mg，直至妊娠满 3 个月；

患糖尿病、肥胖或癫痫的准妈妈：建议从可能怀孕或孕前至少 3 个月开始，每日补充叶酸 0.8—1.0mg，直至妊娠满 3 个月；

正在服用增加神经管缺陷风险药物的准妈妈（如卡马西平、丙戊酸、苯妥英钠、扑米酮、苯巴比妥、二甲双胍、甲氨蝶呤、柳氮磺胺吡啶、甲氧苄啶、氨苯蝶啶、考来烯胺等药物）：建议从可能怀孕或孕前至少 3 个月开始，每日补充叶酸 0.8—1.0mg，直至妊娠满 3 个月；

对于一些特殊人群，例如居住在北方，尤其在北方农村，饮食中新鲜蔬菜和水果食用量少；血清叶酸水平低；亚甲基四氢叶酸还原酶（MTHFR）C677T TT 基因型、A1298C CC 基因型及 MTRR A66G GG 基因型；备孕时间短的准妈妈：给予个性化补充叶酸，通常每日 0.4—0.8mg；

高同型半胱氨酸血症的准妈妈：每日补充至少 5mg 叶酸，直至血中同型半胱氨酸水平降至正常后再考虑受孕，且持续每日补充叶酸 5mg，直至妊娠满 3 个月。

特殊人群的备孕

随着二孩政策的开放，如今越来越多的女性朋友加入生育大军。在这其中，高龄产妇是一个很特殊的群体。我们在实际出诊过程中会遇到一些高龄产妇经常咨询、颇具代表性的问题，例如：

"丁克了那么久，现在年纪大了，反倒想要个宝宝了，可行么？"

"一直备孕却始终没有成功怀上，现在又有了高血压，但我不想放弃，还有希望么？"

"我怀上了……可是，医院检查说我还有糖尿病，这孩子，咱保得住么？"

如果您也是一名高龄产妇，想必在获知自己怀孕的那一刻，心中也会有一些担忧。那么，对于高龄且患有慢性基础性疾病的人群来说，该如何备孕呢？备孕期间，又要特别注意一些什么呢？下面，我们来讲一讲这类特殊人群的备孕方法。

1. 年纪大了，但还想怀一个健康的宝宝，该注意些什么？

随着医疗科学的进步，高龄妈妈们产下健康小宝宝的概率已经大大提高了。所以，如果不巧错过了最佳生育年龄，迈入了所谓"高龄孕妇"的行列，准妈妈们也不用过于担心。但有一些事项还是需要注意的，因为我们知道，随着年龄的增加，卵子的质量是呈逐渐下降趋势的。

（1）在生理方面，建议男方在计划受孕前3个月至半年戒烟，受孕前2个月最好少喝酒甚至不喝酒，以保证精子的质量。夫妻双方应当保持充足的睡眠，适当锻炼身体，增强体质，是生出健康小宝宝的重要保证！

（2）在饮食方面，第一，新鲜水果、蔬菜、鸡蛋、牛奶、瘦肉等富含优质蛋白的食物是准妈妈们每日的必备食品。只有做好了营养储备，保持充足而优良的营养才能提高卵子的质量。第二，多吃富含叶酸的食物，比如蔬菜有莴笋、菠菜、番茄、胡萝卜、龙须菜等；新鲜水果有橘子、草莓、樱桃、香蕉、柠檬、桃子等；动物性食品有动物的肝脏、肾脏、禽肉及蛋类等，这些都能在一定程度上降低神经管缺陷的风险。第三，准妈妈们还应注意补充微量元素。钙、铁、维生素 A、维生素 D 和 B 族维生素等微量营养素一旦缺乏，除对自身健康造成影响，还可能直接影响胎儿的生长发育。第四，准妈妈们服药也要十分小心，要注意药物的使用说明书，尽量避免对胚胎的早期发育有影响的药物。同时，还要尽量远离放射性物质及毒品。

（3）在心理方面，夫妻双方应当调整心态，舒缓紧张焦虑情绪，保持良好的精神状态，这样才能更有利于提高受孕概率，怀上健康宝宝的概率也将大大增加。

2.我有慢性高血压，怀孕时该怎么办呢？

目前，高血压的发病机制仍不清楚，遗传因素、社会环境因素等都能导致慢性高血压的发生。尤其值得关注的是，患有慢性高血压的准妈妈们在怀孕期间血压有可能进一步升高，严重时可影响肝肾功能，甚至影响脑部供血，造成胎盘早剥，是十分危险的！而对宝宝来讲，高血压进一步发展可能导致胎儿生长迟缓、早产、新生儿宫内缺氧等严重并发症。

因此，对于患有慢性高血压的准妈妈们来说，怀孕之前，千万不要忘记及时监测血压。一般来说，孕前血压应控制在 140mmHg/90mmHg 以内再怀孕。而对于一部分用口服药物控制血压的准妈妈们，需要到内科就诊，让医生来评估您的身体状况，并遵循医嘱，将降压药更换为孕妇可以服用、不会对宝宝造成不良影响的降压药物。

另外，患有慢性高血压的准妈妈们应每日睡足睡好，避免生气和过大的情绪波动，也要定期到医院监测尿蛋白以及肾功能，以明确是否有肾脏等器官损害。一旦明确怀孕，应当及早与自己的产检大夫沟通，制订适合的个体化的治疗方案。总之，对于这一类准妈妈来说，遵循医生的建议非常重要！

3. 我患有糖尿病，能生出一个健康的宝宝吗？

糖尿病也是目前女性常见病。孕前就患有糖尿病的准妈妈们，如果孕期血糖控制不好的话，对自己和宝宝都有很大风险。对于糖妈妈们来讲，血糖控制不好可能使自身增重过快、宝宝体重过大，分娩时可能会发生难产。而对于宝宝来说，则可能导致流产，严重的时候可能导致宝宝发育障碍，增加宝宝畸形的概率。而宝宝出生后还可能出现低血糖、新生儿黄疸等常见的问题。所以，如果是患有糖尿病的准妈妈们，一定要先去医院监测血糖水平并听取大夫的建议。建议孕前至少血糖平稳 3 个月后再考虑怀孕，这样怀上健康宝宝的概率会大大增加。

另外，患有糖尿病的准妈妈们还要至少做到以下几点：

首先是血糖控制良好（具体表现为空腹血糖不超过 6mmol/L，餐后 2 小时血糖不超过 8mmol/L）；其次，糖化血红蛋白控制在 6.5%—7% 之间，因为糖化血红蛋白代表了 3 个月的平均血糖水平，对于患者血糖的控制状况是比较客观的反映；最后，还要排除严重并发症，如眼部病变、心肺功能异常、肝肾功能不全等情况，否则一旦在这种情况下强行受孕，对于准妈妈们和宝宝来说都将是巨大隐患！所以，对于患有糖尿病的准妈妈们来说，监测控制好自身的血糖水平，是备孕时最需要关注的问题。

4. 我体重偏高，怀上宝宝有什么风险？

对于孕龄女性，体重过重或过轻都不是好事，将来对准妈妈和胎宝宝都十分不利。孕前如果体重过轻，会导致准妈妈们不容易怀孕；孕后体重过轻，则会导致胚胎发育不良，胎儿发育迟缓，产后喂养也将不轻松。但是目前看来，很多宝妈们都体重偏重。从医学角度来说，体重指数超过 30 为单纯性肥胖，过于肥胖对准妈妈和宝宝都会有不良影响：对准妈妈们来说，孕期发生糖尿病、高血压的风险明显增加；对宝宝而言，成为巨大儿的可能性将大大增加，不但给出生带来困难，还可能使得宝宝日后肥胖的概率增加，同时导致宝宝在成年后患糖尿病和心血管疾病风险增加。因此，对于体重指数过高的准妈妈们来说，建议最好在备孕期控制饮食，少吃脂肪类、油炸类食物，保持清淡饮食，加强锻炼身体，最好适当减肥后再怀孕。

综上所述，对于特殊女性，如属于高龄、患有内科合并症、肥胖等这类特殊群体的准妈妈们来说，怀孕还是一件相对有风险的事情，一定要在了解自身情况的基础上做好充分的准备并和大夫充分沟通后再进行怀孕。不过，如果真的怀孕，也不要过度的紧张焦虑，因为随着医学技术的发展，越来越多的难题得以解决，医生对病人的整个孕期的监测将更加细致完善。相信，通过共同努力，准妈妈们一定能在医生的指导下，生出健康的宝宝来。

准妈妈
实用手册

PART 2

早孕篇

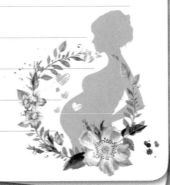

第一次到医院确诊怀孕

　　正在备孕的月经规律的年轻女性，一旦月经过了几天没来，通常会用早孕试纸自己检测一下，如果出现了清晰的两条红杠，那么恭喜您可能是怀孕啦！随之而来的激动、兴奋、喜悦……毕竟自己孕育了一个生命。"有喜了"虽然是件好事，但是可别着急宣布好消息，光有验孕棒的结果并没有那么可靠啊！当女性怀孕后，体内会分泌一种叫人绒毛膜促性腺激素（HCG）的物质，而目前药店出售的早孕试纸和验孕棒，大部分原理都通过测试女性尿液中 HCG 的浓度来判断是否怀孕，是对尿液中 HCG 的含量进行定性的检测，早孕试纸只能告诉您怀上了，而无法告诉您怀得好不好、位置如何，所以最好到正规医院进一步进行确诊，并接受专业的指导。医院往往会安排在停经 6 周的时候做 B 超检查，注意：停经时间是从最后一次月经（即末次月经）来的那天开始计算的哦。对于有过自然流产、胚胎停育等病史的女性或高龄、月经不规律的女性，以及有少许阴道出血的女性还要抽血检测 HCG 和孕酮水平，可以作为排除不良妊娠和宫外孕及先兆流产的重要依据。因为宫外孕、葡萄胎等胎儿畸形的情况也会使 HCG 检测呈阳性，所以用早孕试纸检测出怀孕了，应该及早到医院进行各项产前检查。一方面为了明确是否怀孕，另一方面医生会根据个人情况进行正确的早孕保健指导。

1. 早孕期确诊怀孕的"利器"：B 超

　　早孕期做 B 超的主要目的是确定宫内妊娠，排除宫外孕、葡萄胎等妊娠滋养细胞疾病，并且可以初步判断胚胎质量好坏，分析怀孕的孕周，判断胚胎个数，是单胎还是多胎。通常在停经35天的时候，宫腔内可见到圆形或椭圆形妊娠囊；妊娠6周时，可见到胚芽和胎心搏动，这也是为什么医生通常会安排在停经6周左右的时候做B超的原因。而对于有停经后出血、腹疼的女性，或之前有过宫外孕病史的女性则会提前行超声检测。

2. 血 β-HCG 是什么？早孕期又该怎么看它的变化？

早孕的朋友们之间常常会聊到："你的血HCG怎样啊？孕酮怎样啊？我怎么没查这个呀？要不要查呀？"产科大夫们在门诊经常遇到这样的问题："大夫，我的孕酮是不是有点低？大夫，我的血HCG翻倍不好，怎么办啊？大夫，我明天需不需要再抽个血看看血值变化？大夫，我需不需要补点孕酮？"……接下来我们就一起谈谈血HCG和孕酮。

（1）HCG是由合体滋养细胞分泌的一种糖蛋白激素，在受精后第6天受精卵滋养层形成时开始微量分泌，分泌量与滋养细胞的数量成正比，妊娠早期分泌量增加很快。当正常妊娠6—8周时，每天HCG的增长速度为66%，如果48小时增长的速度在66%以内，证明妊娠的预后不良。正常妊娠HCG分泌在8—10周达高峰，持续1—2周迅速下降至高峰的10%。若β-HCG值持续下降，则有可能引起滋养细胞数量少或生长不良，导致孕囊异常或停止生长，最终导致胚胎停止发育，引起流产。血β-HCG可作为早期判断胎儿和胎盘功能的重要指标，但对于既往没有多次胚胎停育、自然流产等正常年龄、月经规律的女性，通常无须常规检查血液中HCG和孕酮水平。医生会根据每个人的自身情况决定是否需要检测，有些特殊病人还可能需要连续监测血HCG数值，观察其浓度上升的幅度或倍增的天数，从而进行评估。如果短期内多次测试结果仍然低于正常水平，则提示有异常妊娠的可能。

（2）孕酮又是什么，孕期需不需要常规补充孕酮？

孕酮是维持妊娠的孕激素，由排卵后的黄体分泌。如果没有受孕，体内的黄体就会萎缩，一旦受孕后，黄体持续分泌孕酮，帮助胚胎着床发育。从妊娠 7 周开始，胎盘也会分泌孕酮，到 12 周后孕酮则完全由胎盘产生，因此孕 12 周以后就没有必要再复查孕酮了。孕酮在 5—12 周内相当稳定，但个体差异很大，很难通过孕酮的值来判断胚胎好坏。正常妊娠过程中，一定量孕酮是维持妊娠的必要条件。由于早孕期血清水平稳定，所以不需要连续监测。除非有下腹痛或者阴道出血症状，要去复查孕酮，没有特殊情况，一般不需要复查。但是对于黄体功能不全、高龄、反复自然流产的女性，可能需要人为补充孕酮作为保胎治疗，但也无须监测孕酮水平。B 超和 HCG 水平对判断胎儿的好坏更加有意义。另外还有少数非常焦虑的准妈妈，一发现怀孕就吃上了孕酮，然后整个早孕期还多次抽血复查孕酮，这是大可不必的，也是我们不推荐的，服用过多反而会造成相应副作用，建议听从产科医生的建议就好了。

办理《母子健康档案》

拿到了确认怀孕的超声报告，已经看到宝宝的小心脏在跳了，心里有说不出的激动，一个小生命就这样被孕育了，该怎样去呵护他（她）呢？准妈妈们会有各种不知所措，不知道接下来该做什么，怎样平安顺利地度过孕期呢？首先需要办理《母子健康档案》，之后就可以撑开您孕期的保护伞——定期产检啦！

对于《母子健康档案》，准妈妈有诸多的问题：

"大夫，《母子健康档案》是什么啊？生孩子必须要办理么？有什么用？"

"大夫，《母子健康档案》在哪里办理啊？手续复杂么？办理麻烦么？"

"大夫，是北京户口的孕妇才需要办理《母子健康档案》么？是在单位办理么？"

"大夫，《母子健康档案》包括哪些内容啊？怎么填写啊？办理需要花很多钱么？"

"大夫，我是外地户口，老公是北京户口，需要办理《母子健康档案》么？在哪里办啊？"

"大夫，我和老公都是外地户口，还需要办理《母子健康档案》么？在北京能办么？需要回老家么？"

……

相信您一定也有类似的疑问，希望了解《母子健康档案》的内容、意义、办理手续，以及如何填写手册。

1. 什么是《母子健康档案》？包括什么内容？

随着我国全面二孩政策的放开，高龄产妇大幅增加。二孩政策的目标人群有 9000 万对左右，其中高龄产妇占很大比例，高龄产妇发生孕产期合并症的风险增大。为了更好地保证孕产妇的生命安全，所以原国家卫生和计划生育委员会发出通知指出，于 2017 年在全国范围内推广使用统一的母子健康手册。

《母子健康档案》（ Maternal and Child Health Handbook ）包含国家惠民利民卫生计生政策、免费提供的妇幼健康服务内容、重要的医学检查记录、健康教育知识、孕产妇的经历感受及孩子的成长记录五部分内容（ 5 本小册子），分为孕前篇、孕产期篇、儿童篇和预防接种篇，主要服务于计划怀孕妇女、孕妇和 0—6 岁儿童。

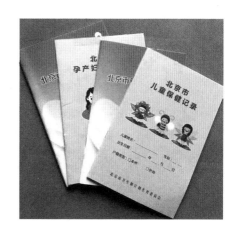

2.《母子健康档案》在哪里办理？

在地方卫生院或社区卫生服务机构办理。原国家卫生和计划生育委员会要求，《母子健康档案》的发放要与国家基本公共卫生服务项目中的孕产妇健康管理、儿童健康管理和预防接种服务，计划生育服务管理中生育登记等工作和信息有机衔接，要与家庭医生签约服务有机结合。基层医疗卫生机构医务人员应当将其提供的相应服务及时记录到电子信息系统和档案，档案中医务人员检查记录可作为国家基本公共卫生服务项目考核数据来源和依据。国家卫生健康委员会将适时对各地开展督导调研，各地要将《母子健康档案》考核工作与基本公共卫生服务考核、妇幼重大公共卫生服务考核相结合。

3.《母子健康档案》有什么用？

《母子健康档案》的作用，体现在三个方面：从医生角度看，《母子健康档案》记录关于母婴的个人相关信息和各项身体检查情况，以及各阶段医疗保健完成情况，对母婴状况作出一个准确、全面的判断和了解，从而制订各阶段保健计划。从孕妇角度看，可以主动学习孕产期保健的知识，了解自己各阶段需要完成的各项检查及注意事项，配合医生完成孕产期保健，保障孕产期安全。从0—6岁儿童角度看，记录每次预防接种的日期及完成情况，记录早期成长过程，顺利完成各阶段儿童体检、儿童保健等。所以《母子健康档案》的作用就是：保障母婴安全、保障母婴健康。

4.《母子健康档案》的意义

《母子健康档案》取代原有的孕产妇保健手册和儿童保健手册，实现《生育服务证》《孕前优生健康检查服务证》《孕产妇保健手册》《儿童保健手册》《预防接种证》"五证合一"，真正实现了"一册在手，全程服务"。

《母子健康档案》的启用可以让准父母知晓党和政府提供的免费便民惠民妇幼健康服务项目，了解孕产期保健和儿童保健的相关知识，学习孕期和儿童期危急情况的早期预防和应对措施，更科学地为广大妇女

23

儿童提供系统、规范的生育全程基本医疗保健服务，保障了广大妇女儿童的健康。

此外，全国有一些地方同步启用当地卫生计生局制订的电子版《母子健康手册》。居民可在办理生育登记服务的乡镇（街道）计划生育办公室、提供孕前优生健康检查（婚前医学检查）的服务机构、基层医疗卫生机构妇儿保门诊或助产技术服务机构通过扫描二维码下载母子健康手册 APP，并进行注册使用。对于无法使用手机 APP 的人群，各单位可结合实际发放纸质手册。

5. 北京市如何领取《母子健康档案》? 与户口有关么？

建册地点有严格户籍要求，均在管辖地的社区卫生服务中心妇科办理。双方北京市户口，在女方北京市户口所在地办理。单方北京市户口，无论女方或男方，均在其北京市户口所在地办理。双方外地户口在现居住地办理。

本市户口要带户口本原件、双方身份证原件，外地户口要带暂住证、双方身份证原件。身份证与户口本信息不相符，要携带户口本。

6. 北京市户口如何办理《母子健康档案》?

（1）在女方户口所在街道开具办理母子健康档案证明。

（2）持此证明及准生证去指定社区医院办理《母子健康档案》: 首先，在社区医院需进行验血（指血）、验尿、B 超、内检、血压等基本检查；其次，将化验结果、街道开具的证明、准生证办理母子手册即可；最后，需交 50 元钱，这 50 元钱等宝宝出生后，把手册中的一页撕下来还给社区医院，就退还，《母子健康档案》办理完毕，手册上会填上相关信息并盖章。

7. 外地户口如何在北京办理《母子健康档案》?

外地户口在北京办理《母子健康档案》，需以下材料：（1）暂住证（当地派出所办理，需拿着房东的房产证复印件和身份证复印件、租房合同去）；（2）双方结婚证；（3）准生证；（4）流动人口婚育证明；（5）双方身份证原件；（6）租房完税证明（租住在平房的不用此证明，租楼房的需要到社区拿一张介绍信去派出所交完租房税后才给开。这也需要拿着房东的房产证复印件和身份证复印件、租房合同去，房租低于2000元/月的都是按5%，开一年的税票结算）。

8. 如何填写《母子健康档案》?

（1）建册日期、建册单位、联系电话、建册编号：由辖地的社区卫生服务中心妇科填写；（2）孕妇基本情况：由孕妇自己如实填写；（3）产前胎儿筛查情况、产检情况：根据产检情况填写；（4）分娩情况：分娩医疗机构填写；（5）产后访视情况、新生儿疾病筛查情况、新生儿家庭访视情况：出院后3—7天，社区卫生服务中心到产妇家中随访；（6）产后42天健康检查情况：分娩医院进行检查；（7）3岁以下儿童生长发育监测情况、7岁以内健康体检情况：社区卫生服务中心检查。

建档和风险评估

各位准妈妈在社区办理《母子健康档案》的时候，除了填写个人基本信息、选择建档医院产检之外，还有一件重要的事情，那就是高危风险评估及妇幼二期信息系统的录入。前面已经讲解了建册目的、用途，是为了确保准妈妈在妊娠、分娩及产后的医疗安全。

您在社区医疗机构建册的同时，社区医务人员就会进行初步的妊娠风险评估，按照《孕产妇妊娠风险筛查表》和《孕产妇妊娠风险评估表》，将筛查结果记录在《母子健康档案》中，并录入北京市妇幼保健网络信息系统。从此，您就是个有"身份"的人了！此后的每次产检情况都会由建档医院进行录入、追踪、管理，形成产前检查社区、医疗机构以及产后访视的网络信息化管理。

由于高危孕产妇评价体系十分专业、繁琐，在这里就不一一道来了。简单来说，我们把孕产妇按照风险程度，分别以 5 种颜色进行标识，这就是我们平常说的高危孕产妇"五色球"管理。

- 绿色：低风险　　　　　● 红色：高风险
- 黄色：一般风险　　　　● 紫色：传染病
- 橙色：较高风险

标识位于《母子健康档案》第一页醒目的位置，翻开后您就会看到您自己的高危分级了。但是在这里提醒各位准妈妈，看到自己是绿色球、黄色球也不要掉以轻心，因为很多高危因素是动态的、随着产检还可能会发现新的高危因素，一定要按照医生的医嘱定期产检；看到自己是橙色球、红色球也不要郁闷和焦虑，其目的就是提醒医生和您自己孕期要密切关注，但只要在医生的指导下积极配合，还是可以获得最佳妊娠结局的。

根据北京市卫健委对孕产妇妊娠风险评估管理工作的要求，以下这几点请各位准爸爸、准妈妈关注：第一，妊娠风险分级为"橙色"的孕产妇，应当建议其在区级危重孕产妇抢救指定医院接受孕产期保健服务，有条件的要在三级医疗机构住院分娩。第二，对妊娠风险分级为"红色"的孕产妇，要尽快转到三级医疗机构接受评估以明确是否适宜继续妊娠。如适宜继续妊娠，要在市危重孕产妇抢救指定医院接受孕产期保健服务。第三，对妊娠风险分级为"紫色"的孕产妇，应当按照传染病防治相关要求进行管理，落实预防艾滋病、梅毒和乙肝母婴传播综合干预措施。

北京妇产医院为三级甲等专科医院，同时也是产科并发症的市级危重孕产妇抢救指定医院。这就意味着如果您存在较严重的内、外科合并症（如系统性红斑狼疮、严重肺动脉高压、肾病等），由于受到专科医院条件所限我们就无法满足您的建档需求了，您需要转至三甲综合医院建档产检以确保您的孕期安全。

准妈妈、准爸爸以及整个家庭都会对宝宝充满美好的期待，然而孕育宝宝的过程又会有很多不确定性，因此孕期的检查就显得尤为重要，准妈妈应根据各自情况，选择自己心仪的分娩医院进行建档及定期产检。

在取得了《母子健康档案》、满足建档基本条件后，还需要和建档医院的医生共同填写一张《高危孕妇筛查表》，接诊医生会与您一起逐条将高危因素再梳理、审核一遍，共同签字、确认就可以了。如果在此过程中医生认为您存在不适合在我院建档的高危因素，会建议您转诊至具有相应诊治能力及资质的医疗机构建档就诊；如符合建档条件，您将得到医生开具的"建档登记"凭证。（天哪！就是那张小条！终于可以在妇产医院建档啦！）同时，在妇产医院产检病历封面也会粘贴"五色球"标识。在此，还是要提醒各位准妈妈们，高危妊娠管理是件很严肃的事情，千万不要为了满足自己要在妇产医院建档的私心而隐瞒病情啊！如实地向您的产检医生提供您的既往病史、手术史、孕产史、家族史是非常、非常、非常关键的（重要的事情说三遍）！这才是对自己、对宝宝认真负责的态度，医生才能够根据您的具体情况提供个性化的孕期医疗保健服务。

另外，在建档后每次产检结束时，都需要您到护士站进行"北京市妇幼保健网络信息系统"信息的录入，一是为了保证您的就诊信息及时上传，便于社区及医院进行追访管理；二是刚才提到的动态高危因素可能会随时出现，比如产检过程中发现贫血、诊断为妊娠期糖尿病、妊娠期高血压疾病……都需要进行及时的登记上报。

高危孕产妇管理和风险评估，是贯穿于整个产检过程中的重要环节，是确保孕产妇及胎儿安全的重要性保障，是需要您和产科医生共同努力、共同配合才能完成的工作，我们需要您的配合与支持才能为您提供更优质的医疗服务！

孕早期化验检查

　　顺利地在妇产医院建档登记成功了，便开始了和产科大夫的定期约会啦。怀孕对于准妈妈来说是件喜事。在接下来的日子里，准妈妈们都期待小宝宝一天天地健康生长直至出生，为了给小宝宝保驾护航，准妈妈孕期需要做很多检查。

　　第一项检查就是孕早期的化验检查，也就是"历尽千辛万苦"终于获得建档资格后医生开具的那一大沓子单据。那么都需要检查什么呢？怎么去做呢？

1. 孕早期化验检查的具体项目

　　抽血项目：需要空腹的检查：甲乙丙肝、艾滋＋梅毒、生化全项、凝血五项、甲状腺功能检查；不需要空腹的检查：血常规＋血型、不规则抗体检查。

　　尿常规：需要先到化验室拿尿杯，然后去洗手间留尿，注意留取的时候，先解一部分尿，留取中间的尿液，这样避免污染，然后送回化验室。

　　心电图：可直接到心电图室做检查。

B 超：医生开了 B 超单，拿着单子到 B 超室预约，约到哪天就哪天来做。

等做完了这些检查，准妈妈看到化验单上高高低低的指标，不禁会问：我是不是有问题啊？莫名的担心又开始了……多数准妈妈会被化验单上的专业名词搞得迷糊，即使医生说"正常"，但还是有些小担心，下面就为准妈妈们解析一下化验单上的名词各代表什么意思。

2. 孕早期化验检查报告解析

（1）**血常规**：检查项目主要是血红蛋白、血小板、白细胞等。

主要是判断准妈妈是否贫血，血红蛋白低于 110g/L，表示贫血，应补充铁剂或进食富含铁的食物。轻度贫血对准妈妈及分娩的影响不大，重度贫血可引起早产、低体重儿等不良后果；白细胞在机体内起着消灭病原体，保卫健康的作用，正常值是（4—10）× 10^9/L，超过这个范围说明有感染的可能，但孕期会稍微升高（大多数的准妈妈这个数值都会有个小小的↑呦）；血小板在止血过程中起重要作用，正常值为（100—300）× 10^9/L，如果血小板低于 $100 × 10^9$/L，则可能影响准妈妈的凝血功能。

（2）**血型**：检查项目为 ABO 血型系统和 Rh 血型系统。检查血型，以备生产时输血，准妈妈了解自己的血型很重要。

如果准爸爸为 A 型、B 型或 AB 型血，准妈妈为 O 型血，生出的小宝宝有 ABO 溶血的可能。在亚洲人中 Rh 血型阴性的较少，大多数为 Rh 血型阳性。如果男女 Rh 血型不合，也有可能发生小宝宝溶血。如果准妈妈为 Rh 阴性，在生产前医院还要预先备好 Rh 阴性的血液，一旦分娩时发生意外，就能够及时输血。

（3）**尿常规**：检查项目主要是尿液中蛋白、糖及酮体，镜检红细胞和白细胞等。正常情况下，上述指标均为阴性。

如果蛋白阳性，提示有妊娠高血压、肾脏疾病的可能。如果糖或酮体阳性，说明有糖尿病的可能，需进一步检查。如果发现有红细胞和白细胞，则提示有尿路感染的可能，需引起重视，如伴有尿频、尿急等症状，需及时治疗。

（4）**不规则抗体**：是指不符合 ABO 血型系统的血型抗体，即抗 A、抗 B 以外的血型抗体。它是输血前必须检查的项目。

虽然绝大多数产妇不规则抗体是阴性，但是也有一小部分产妇筛查是阳性。当不规则抗体筛查阳性时，必须进一步做抗体鉴定，确定其特异性后，再输入无相应抗原的红细胞，才能达到安全输血的目的。

（5）**凝血五项**：检查项目是纤维蛋白原、血浆凝血酶原时间、活化部分凝血活酶时间、凝血酶时间、D－二聚体。妊娠期间准妈妈的血液处于高凝状态，纤维蛋白原和D-二聚体会稍高，到晚期凝血酶原时间及部分凝血活酶时间稍缩短，但凝血时间无明显改变。

如果纤维蛋白原和D-二聚体异常高，要注意产后或术后准妈妈有无下肢静脉血栓；如果血浆凝血酶原时间和活化部分凝血活酶时间异常，需进一步检查。

（6）**生化全项**：检查项目主要是肝功能（总蛋白、白蛋白、球蛋白、白球比、总胆红素、直接及间接胆红素、转氨酶）；血脂（总胆固醇，甘油三酯，高、低密度脂蛋白，载脂蛋白）；空腹血糖；肾功能（肌酐、尿素氮）；尿酸；乳酸脱氢酶；电解质（钾、钠、氯、镁、钙）等。

这些主要是为了检查准妈妈有无肝炎、肾炎等疾病，怀孕时肝脏、肾脏的负担加重，如果上述指标超过正常范围，提示肝、肾功能不正常，怀孕会使原来的疾病"雪上加霜"。

（7）**甲状腺功能检查**：检查项目为游离甲状腺素（FT4）、抗甲状腺过氧化物酶抗体（TPOA）和促甲状腺激素（TSH）。

单纯TSH高，FT4正常范围，是亚临床型甲状腺功能减退；TSH增高，FT4减低，是临床型甲状腺功能减退。甲状腺功能减退会导致宝宝发育迟缓，因此这两种疾病都需要口服优甲乐治疗。TSH低，FT4高，是甲状腺功能亢进，需进一步内科就诊；单纯TSH低，FT4正常，可观察定期监测甲状腺功能。

（8）**甲乙丙肝、艾滋＋梅毒**：必查项目，排除准妈妈是否存在传染病。

报告解析

乙肝病毒携带者（俗称小三阳）：乙肝表面抗原阳性，乙肝 e 抗体阳性，乙肝核心抗体阳性，需进一步到传染病医院（地坛医院或佑安医院）检查乙肝表面抗原 DNA 定量，明确是否有传染性。我院只接收没有传染性的乙肝病毒携带者。慢性乙型肝炎患者（俗称大三阳）：乙肝表面抗原、乙肝 e 抗原、乙肝核心抗体三项阳性。我院不接收，需要到传染病医院（地坛医院或佑安医院）检查分娩。艾滋病抗体阳性：我院不接收，需要到传染病医院（地坛医院或佑安医院）检查分娩。**梅毒**：梅毒 TPPA 阳性，RPR 阴性，大多表示曾经得过梅毒，已治愈，我院可接收，但也需到传染病医院进行相应的评估，以保证宝宝的安全；梅毒 RPR 阳性，TPPA 阳性，表示现在正在患梅毒，需要到传染病医院（地坛医院或佑安医院）检查分娩。

（9）**心电图**：对诊断各种类型的心律失常、心脏传导阻滞、心肌梗死、心肌缺血、房室肥大、心肌或心包疾病对心脏的作用及影响，具有非常重要的意义。如果心电图提示异常，需进一步检查评估心脏功能。

（10）对于既往有其他疾病的准妈妈，还要根据疾病情况做一些相关的其他检查。

早孕反应

当宝宝正式"进驻"准妈妈的身体后，准妈妈的身体会出现一系列的适应性反应。比如以往规律和准时的"大姨妈"比以前推迟两周以上都没有来；胸部出现明显的刺痛、膨胀和瘙痒感，连乳晕的颜色也似乎变深啦；而近一段时间您可能会感到特别容易疲倦，常常想睡觉，如睡神附体一般；另外小便也特别频繁，总想去"嘘嘘"，严重影响睡眠，总而言之各种的不舒服！当然除了以上这些，还有经常出现在广大影视剧中的经典场景：怀孕的人闻不得任何异味，总感到恶心，胃不舒服，甚至会呕吐——这就是最"著名"的早孕反应啦。

早孕反应的官方定义是指在妊娠早期，通常会在怀孕6周左右时，出现的头晕、乏力、食欲不振、喜酸食或厌恶油腻、恶心、晨起呕吐等一系列反应。尽管早孕反应会让人感到不太舒服，但其实这是怀孕后的一种正常生理反应，这些早孕现象是胎儿向妈妈发出的各种信号，是每位准妈妈"好孕"生活的开始，通常对生活和工作影响不大。早孕反应常于怀孕6周左右出现，到怀孕8—10周时达到高峰，通常在怀孕12周左右无药自愈，自行消失。所以医生可以根据您出现早孕反应的时间来推断您是什么时候怀上的。

但是并不是所有怀孕的人都会出现早孕反应，有些准妈妈在孕早期就没有什么不舒服，既不呕也不吐，有些甚至会食欲大开。和其他的准妈妈一交流，这部分准妈妈就郁闷了："我是不是太彪悍啦？我这样子是不是不正常啊？宝宝会不会有问题啊？"放心，您一切正常！因为据科学的统计，仅有一半的准妈妈会在妊娠早期出现恶心呕吐，还有四分之一的孕妈会感到恶心但不呕吐，剩下的四分之一是最幸福的人——既不恶心也不呕吐，甚至会食欲大增。这部分幸福的准妈妈一定要注意合理饮食，得警惕孕早期体重增长过快哦！

1. 为什么会有早孕反应呢？

医学发展到今天，也没能完全阐明早孕反应的具体原因，科学家发现它可能与怀孕后体内激素水平的改变和精神状态的平衡失调有关。简单地说，怀孕后体内的人绒毛膜促性腺激素（HCG）增多、孕激素的水平也是增加的。而HCG不仅会使胃酸分泌减少还会导致胃的排空时间延长。像双胞胎的准妈妈或葡萄胎患者体内的HCG浓度明显高于正常，所以她们发生妊娠剧吐的可能性也显著增加。孕激素可使胃贲门括约肌（胃入口的肌肉）松弛，使胃内的酸性食物逆流至食管下部，产生胃烧灼感。孕激素可以使胃肠道的蠕动减慢，使胃的排空时间延长，排空时间长，准妈妈就总是感到胃胀胀的、满满的，不舒服，从而导致恶心呕吐。此外，精神因素也与早孕反应的发生有着较大的关系，精神紧张特别是孕妇对妊娠本身有厌烦或恐惧心理，也可致呕吐加剧。

2. 减轻早孕反应尽量避免用药

早孕反应是一种正常的生理现象，我们要正视它，尽量不要妄图用一些药物去治疗。不是病当然就不需要药物治疗！这并不是医生不人性化，没爱心，不体谅您的不舒服。这是因为孕期，尤其是孕早期是药物致畸的高危时期，没有绝对的益处，尽量避免用药。而我们人类在这方面也是有过血的教训的。有一种药叫作反应停，听名字就很好理解，这种药可以有效地阻止准妈妈们怀孕早期的呕吐，曾在20世纪50—60年代在全世界范围内被广泛使用。但这种药物在减少呕吐的同时，也妨碍了孕妇对胎儿的血液供应，导致许多畸形胎儿的发生，这些胎儿有着共同的特点：没有臂和腿，手和脚直接连接在身体上，很像海豹的肢体，医学上称为"海豹胎"。所以现在反应停明令禁用于孕妇。

3. 不用药物调节早孕反应的方法

（1）饮食调节

孕早期（前3个月）胎儿生长缓慢，并不需要太多额外的营养。营养学家主张，准妈妈的饮食应以适口为原则，也就是想吃什么就吃什么，不想吃什么就不勉强吃什么。而且最好是少食多餐，每隔3—4小时进食一次，食物品种可以多样化。

还有一些"过来人"的小经验和大家分享：可以吃一些较干的食物，如烧饼、饼干、烤馒头片、面包片等，可能是因为吃这些干巴巴的东西没那么容易吐；如果早上起床会因空腹而想吐，不妨在睡前吃点东西；平时可以随身准备一些自己喜欢吃的小零食，以应付突如其来的饥饿；另外要避免吃那些有刺激性气味、油腻、辛辣的食物；此外还要预防便秘，因为便秘也可能会加重早孕反应。

（2）心理疏导

心理健康比什么都重要，心理压力过大，妊娠反应会更加严重。孕吐是正常现象，只要在正常范围内，不用担心会给胎儿造成不良影响。了解一些相关的科学知识，多读相关的书，多与周围的妈妈和孕妇交流，相互学习，解除心理压力。也可以多和自己的产检医生交流，把自己的情况告诉医生，看看有没有必要进行相应的孕吐治疗。

（3）适量运动

适当参加一些轻缓的活动，如室外散步、做孕妇保健操，在家做做简单的家务，如叠衣服、洗洗碗等，都可以转移注意力，改善心情，强健身体，减轻早孕反应。日常穿着也可以宽松一点，脱掉高跟鞋和"女强人"套装，尽量让身体感觉舒适。特别是刚刚吃完饭后不要马上躺下休息，可以到外面散散步，呼吸一下新鲜空气，转移一下注意力，安心享受您的"好孕"生活。

（4）避开敏感的环境

如果对某种气味感到敏感，例如油烟味、鱼腥味等，或者对某一种食物感到反胃，那就避开这些敏感的因素。

4.早孕反应症状严重应及时就医

早孕反应轻微者一般不需特殊处理，但是一旦孕妇在孕早期出现频繁恶心、呕吐，不能进食，以致发生体液失衡及新陈代谢障碍，甚至危及孕妇生命则为妊娠剧吐。妊娠剧吐就是一种病理情况，需引起重视，及时就医。否则延误治疗，孕妇可能会出现意识模糊及昏睡状态，母儿健康均会受到影响。

严重呕吐或伴有脱水、酮尿症者，应住院治疗。根据化验结果，酌情补充水分、电解质和葡萄糖液，以及维生素 B6、维生素 B1、维生素 C 等，也就是把您吃不下去的而身体又必需的物质，通过静脉输进体内；营养不良者还可以加用脂肪乳和氨基酸等。通常经 2—3 天的上述治疗，大多数准妈妈的病情都会好转。准妈妈可在呕吐停止、症状缓解后，先试着吃少量流质饮食，若不再剧烈呕吐就可以逐渐增加进食量。毕竟人得吃东西，不能总是靠输液活着。但如果经过上述治疗仍无效，并出现持续黄疸；持续蛋白尿；有多发性神经炎及神经性体征；体温持续在38℃以上，卧床休息的情况下心率还在110次以上；以及伴有精神症状者，为了保证准妈妈的生命安全，就不得不终止妊娠啦。

先兆流产和保胎

每天来产科挂号看诊的人中，有很多是因为月经推迟几天没来，想知道自己是不是怀孕了。还有一些是因为以前怀孕过，可是胎儿没保住不幸流产了，担心这次怀孕再发生意外，所以刚发现怀孕就赶紧来医院看医生要求保胎。到底什么是先兆流产？什么情况需要保胎治疗？

我们必须要知道，并不是每一次计划妊娠都能成功，这就如同种花草树木一样，不是我们种下的所有花草和树都能成活。在全部孕妇中，自然流产的发生率为15%—25%。孕妇如果本身带有疾病或是在孕期感染疾病，都有可能导致胎儿流产，所以在怀孕后一定要注意各方面的疾病预防。

1.什么是流产？

孕期不足28周，胎儿体重不足1000g者提前产出称为流产。早期流产是指发生在怀孕13周以前，13周以后称为晚期流产。流产的胎儿通常是不能存活的（但随着我国医学水平的发展及提高，流产儿存活的孕周也在不断前移）。

2.哪些原因会引起流产？

（1）孕卵发育异常是早期流产最常见的原因：主要是精子或卵子有缺陷，或二者均有缺陷所致；也可能是孕卵在发育过程中受外界因素干扰引起的分裂异常所致。这种流产通常发生在怀孕早期，其中胚胎染色体异常占 50%—60%。

（2）母体内分泌失调：如多囊卵巢综合征；高泌乳素血症；卵巢黄体功能不全，其所产生的孕激素不足会导致子宫蜕膜发育不良，从而影响孕卵着床及发育；甲状腺功能减低，甲状腺素分泌不足，细胞的新陈代谢降低，从而影响胚胎发育。糖尿病血糖控制不良等均可导致流产。

（3）子宫局部因素：如子宫畸形、子宫肌瘤，患有子宫颈机能不全等都会引起流产。

（4）母体携带疾病：如急性传染病，病毒会通过胎盘进入胎儿体内引起中毒、感染而死亡；高热也可引起子宫收缩导致流产；孕妇严重贫血，心功能衰竭，患有血栓性疾病、慢性肝肾疾病、高血压等也都会不同程度地影响胎儿生长发育导致流产。

（5）免疫因素：如母体患有系统性红斑狼疮、抗磷脂综合征等，母体妊娠后由于母儿双方免疫不适应而导致母体排斥胎儿，以致发生流产。

（6）母儿血型不合。

（7）父亲因素：有研究表明父亲精子染色体异常也可导致流产。

（8）环境因素：孕妇接触有毒物质，如砷、镉、苯、铅、甲醛、氯丁二烯、氧化乙烯、有机汞、DDT 及放射性物质等均可发生流产。

（9）其他因素：比如登山、骑自行车、游泳、提举重物、过度疲劳、肚子受到强烈的冲击、性行为及精神突然受到刺激等，都可能引起流产。

3. 流产有哪些临床表现呢？

主要为停经后阴道流血和腹痛。

一般来讲，由于妊娠后孕激素的作用，在正常情况下不会出现阴道流血的现象，偶尔有着床过程的少量出血。怀孕初期是最容易流产的时期。因此，如果超过来月经的时间，阴道有出血、腹部疼痛等症状，就存在流产的危险，应马上去医院接受检查。

当然，由于胚胎发育不健全导致自然流产的概率为50%，因为这些受精卵由于染色体异常或受精卵本身有问题，胚胎发育到某种程度后可能就会萎缩，从而导致死胎或流产。发生这种不幸，准妈妈和准爸爸也没有必要过于悲伤，这也是一种优胜劣汰的结果，总比生下一个畸形儿要万幸得多。

4. 什么是先兆流产呢？

先兆流产是指出现少量阴道流血，常为红色或血性白带，无任何胚胎组织排出，随后出现阵发性下腹痛或腰背痛。经休息或治疗后如果症状消失，可以继续怀孕。若阴道流血量增多或下腹痛加剧，可发展为难免流产，最终胚胎排出体外。

医生一般经过询问病史，根据病人的临床表现以及必要的辅助检查，即可确定是否为先兆流产。医生会询问您阴道流血量及流血持续时间、有无阴道排液及组织物排出、有无腹痛、腹痛的部位性质和程度、有无发热、阴道分泌物的性状和味道，并结合血 HCG 和 B 超检查来综合判断是否先兆流产及可能的原因。

5. 有先兆流产症状该如何保胎呢？

首先，要适当休息，减少剧烈活动，避免同房，减轻工作和精神压力，要知道精神过于紧张焦虑也会引发流产。而且并不是所有的先兆流产都需要吃很多种保胎药，天天躺在床上保胎。

其次，前面已经提到，并不是所有的孕妇在孕早期都要进行血 HCG 和孕酮的监测，但对于有先兆流产征象者则需相应检查。对于经化验检查有黄体功能不良者可应用孕激素保胎，常用的孕激素药品制剂有口服、肌肉注射、经阴道上药。医生会根据病人具体情况选用，无明显早孕反应的可选口服制剂；有早孕反应者可选经阴道上药或肌肉注射。孕 12 周可开始减量并逐渐停药。而对于血液中 HCG 和孕酮水平正常者，只是有点滴粉色或咖啡色分泌物的准妈妈，大可不必过于紧张，也无须保胎治疗，放心地听医生安排就好。如果化验提示有甲状腺功能减退者可口服小剂量甲状腺素片，并 2—4 周复查甲状腺功能，根据复查结果调整甲状腺素用药的剂量。对于那些患有抗磷脂综合征患者，则可在专业医生的指导下使用低分子肝素皮下注射或加小剂量阿司匹林口服，预防反复流产的发生。对于合并自身免疫性疾病如系统性红斑狼疮患者，除了抗凝治疗之外，还需要使用免疫抑制剂，那就需要更加专业的风湿免疫科的医生给予指导和监测了。

因此，并不是所有的先兆流产都需要卧床保胎治疗。从另一个层面考虑，一部分的先兆流产是自然界给我们优胜劣汰的机会，一些先兆流产的胚胎往往是先天发育不良的胚胎，即使一味地保胎，用尽各种办法，最终也是徒劳无功，不可避免地面对流产结局。所以，请准妈妈们尽量放松心情，抛开各种焦虑纠结，专业的问题交给专业的医师来替您考虑，应该顺其自然的时候也要适当地选择释怀。

 预防流产有哪些注意事项？

为了避免流产等不良结局的发生，准妈妈们应该尽可能把身体调整到最佳状态再准备受孕，不要在早产、流产或清除葡萄胎后立即怀孕。如果刚刚经历过一次不成功的妊娠，造成了早产或流产，那么至少要等 6 个月后再怀孕。因为流产或早产后子宫内膜受到创伤，需要3—6 个月的时间恢复，如果立即受孕，容易再度流产而形成习惯性流产。如果怀的是葡萄胎，那么在清除后，至少要定期随访两年，在这段时间内尽可能不要受孕。

　　孕早期尽量不要染发、烫发、化彩妆。在怀孕的第一到第三个月里，胎儿各器官的神经系统开始进入分化形成时期，由于对外环境的刺激反应比较敏感，如果受到严重的毒性侵害，就有可能造成流产或胚胎停止发育。为此，从这个月开始，准妈妈不要滥用药物，同时也要避免接触有害物质。特别是爱美的准妈妈更要注意，化妆时尽量化淡妆，尤其注意不要染发、烫发。

　　出现异常情况及时去医院检查。对于有家族遗传病史、曾经有过一次或多次流产史者、曾经生育过畸形胎儿或发生过不明原因的死胎史女性，一定要在备孕前到妇产科进行相关的孕前优生优育咨询及检查，排查可能导致流产的原因。对于不应继续妊娠者，如孕早期病毒感染、接触有毒物或患严重疾病等，医生会告诉您继续妊娠的危害，并建议终止妊娠。对于有异常但可以继续妊娠的孕妇，医生会加强孕期监护，并给予及时的指导，确保孕妇及胎儿的安全。

孕早期饮食营养

关于孕早期营养，有位婆婆骄傲地说："营养当然重要了，她想吃啥买啥，我们那里儿媳妇怀孕不长 50 斤都不好意思出门，好像婆家不舍得似的。"在她心目中，在传统的习俗中，孕期营养意味着买更贵的食物，增长更多的体重，孕育更大的胎儿。至此，我们不禁要问，营养是怎样影响准妈妈和宝宝？什么是好的营养状况？怎么才能达到更好的营养状况呢？

1. 孕期营养影响的不仅是孕期

妊娠是母亲和胎儿生命过程中对营养状况最为敏感的时期。2006 年，联合国营养执行委员会提出的 DOHaD（"健康与疾病的发育起源"）学说，是近年来国内外专家通过大量流行病学研究后提出的关于人类疾病起源的新的医学概念，即除了成人期的生活方式和基因遗传之外，生命早期的环境因素包括营养也会影响某些成人非传染性疾病的发生风险。换句话说，宝宝成年后的很多疾病，如糖尿病、高血压、高血脂、心脑血管疾病，甚至某些肿瘤都可能与妊娠期的营养代谢状况息息相关。

孕期营养不良对准妈妈的影响也并不局限于体重增长不足，而且增加并发症的发生概率。如维生素 D 及钙摄入不足，可能影响钙的代谢，出现手足的抽搐，严重时可以导致孕妇骨软化症，以及俗语说的"生一个孩子掉一颗牙"；当蛋白摄入不足时，可能导致低蛋白血症；铁摄入不足会引起缺铁性贫血，产后增加产褥感染、乳汁分泌不足、骨质疏松等风险。

孕期营养素摄入不足还会影响胎儿的发育，如可能导致宫内胎儿生长受限、出生体重低。孕期营养的不均衡，还可能增加出生缺陷的风险，如孕期钙磷长期摄入不足，可能导致胎儿肢体发育的异常和骨化的异常等。

而孕期营养过剩同样会影响到准妈妈和宝宝，会使准妈妈的体重增加过快、过多，增加妊娠期高血压、糖尿病的发生率；增加难产及剖宫产概率；还会导致宝宝的不良结局，如巨大儿、胎儿生长受限、低出生体重、早产等，还可增加出生缺陷的风险。

2. 孕期体重规划要尽早

什么指标能够最最实用、最最直观、也最易反映准妈妈的营养状况，尤其是能量的摄入是否合适呢？——体重的变化！

体重变化里包含了什么呢？——胎儿、胎盘、羊水、组织液、母体增大的子宫、乳腺组织、孕妇的脂肪储备等。

什么模式的体重变化是理想的呢？美国医学研究所（IOM）在2009年根据大量准妈妈的研究数据提出目前最具有权威性的体重增长推荐（见表1），其依据2000年WHO制定的BMI，根据孕前BMI分别推荐增重，标准孕早期推荐共增重0.5—2kg。最新研究显示，胖妈妈甚至可以一点不长。

表 1 美国依据不同孕前 BMI 的体重增长推荐

孕前 BMI（kg/m^2）	总增重范围（kg）	孕中晚期增重速率（kg/周）
低体重（<18.5）	12.5~18	0.51（0.44~0.58）
正常体重（18.5~24.9）	11.5~16/ 16.7~24.3（双胎）	0.42（0.35~0.50）

孕前 BMI（kg/m²）	总增重范围（kg）	孕中晚期增重速率（kg/ 周）
超重（25.0~29.9）	7~11.5/ 13.9~22.5（双胎）	0.28（0.23~0.33）
肥胖（30.0）	5~9/ 11.3~18.9（双胎）	0.22（0.17~0.27）

如果准妈妈还是觉得记忆起来很麻烦，可以简化为对于孕前超重或正常体重的单胎准妈妈孕中期以后（孕 13 周后）每周增重半斤八两即可，即孕前 BMI 正常的每周平均长 0.4kg，超重的每周长 0.3kg 左右；孕前低体重的准妈妈（BMI<18.5）每周增重 1 斤即可；而那些胖妈妈平均每周增重不超过半斤。

BMI 怎么算呢？——体重指数 BMI= 体重 / 身高的平方（国际单位 kg/m²）。

体重怎么测量呢？——推荐晨起、空腹、排空大小便、穿大致相同重量的衣服，使用同一个秤测量。

最重要的问题来了，什么时候规划最合适呢？——尽早。孕早期体重管理一定要重视啊，有研究显示，若早期增重过多，大约 90% 的准妈妈会出现总增重过多。早期增重过多对妊娠期糖尿病、巨大儿发生有着非常大的影响，甚至还会影响产后体重的恢复。因此，体重管理一定要尽早。

规划后要做什么呢？——实施。孕早期营养食物总量并不需要额外增多，具体推荐见后面所述，同时要定期称量和记录体重，建议至少每周称一次体重，若能每天称重更好。

3. 孕早期应该怎么吃？

让我们一起想象，原本只是一个小小的受精卵，悄悄地在子宫里安家，慢慢地，8 周了，2—3 克，像个小花生；渐渐地，13 周了，10 厘米、20 多克，像条小金鱼……

相对于孕中晚期每周 100 多克的生长速度，孕早期宝宝发育相对缓慢。因此，同孕前期相比，孕早期多数营养素需求无明显增加。但是器官形成易受营养素缺乏的影响，因此在这一时期营养特点是重视质量，控制数量！

（1）备孕妇女平衡膳食宝塔

根据中国孕期膳食指南推荐，备孕妇女平衡膳食宝塔的每天膳食

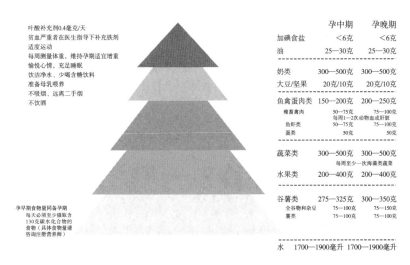

中国孕期妇女平衡膳食结构图

推荐摄入：谷类、薯类250—300g（全谷物和杂豆50—75g，薯类50—75g）；蔬菜类300—500g，每周一次含碘海产品；水果类300—350g；鱼、禽、蛋、肉类130—180g（瘦畜禽肉40—65g，每周一次动物血或畜禽肝脏，鱼虾类40—65g，蛋类50g）；大豆类及坚果5g/10g；奶类300g；油25—30g；盐6g；水1200—1700ml。

（2）早孕反应期间的饮食

大多数准妈妈都或多或少，或轻或重存在早孕反应，偏偏早孕反应的形式千差万别。比较常见的情况在停经6周左右，准妈妈出现头晕、乏力、食欲不振、喜酸食物或厌恶油腻、恶心、晨起呕吐等一系列反应。这些症状一般不需特殊处理，妊娠12周后随着体内HCG水平的下降，症状多自然消失，食欲恢复正常。此时饮食的推荐参考备孕期膳食宝塔，但是平衡膳食的重点在于饮食结构及比例。

少数怀孕早期反应较重的准妈妈，不必像常人那样强调饮食的规律性，更不可强制进食，进食的餐次、数量、种类及时间应根据孕妇的食欲和反应的轻重及时进行调整，采取少食多餐的办法，保证进食量。保证每天至少摄入150g碳水化合物（约合谷类200g），为降低妊娠反应可口服少量B族维生素，以缓解症状。随着妊娠反应的减轻，应逐步过渡到平衡膳食。

极少数呕吐严重的孕妇，进食时间可不受限制，想吃就吃，坚持在呕吐之间进食，应每天至少摄入130g碳水化合物。

（3）早孕反应期间的体重管理

一提到早孕反应，准妈妈们脑海中浮现的大都是电视剧中的画面——趴在马桶旁不断地呕吐，以至于相当多的准妈妈认为早孕反应就应该降体重。但是，标准孕早期推荐共增重0.5—2kg，显然没有推荐降低体重。

　　由于孕早期的个体差异如此明显，准妈妈需要根据自己的实际情况管理体重。对于食欲较好，或者保胎治疗、运动少的准妈妈，要有意识地控制体重；早孕反应比较严重的准妈妈则需要努力维持体重，以避免因脂肪分解产生酮体对胎儿早期脑发育造成不良影响。

特别提示

　　当出现频繁呕吐、不能进食、体重明显下降、脱水等情况可能达到妊娠剧吐，应及时就医！

双胎准妈妈

随着社会经济的不断发展，人们要面对的各种压力越来越多，女性生育年龄随之后延。大龄人群、不孕症比例明显增加。然而，我们的医学水平也在突飞猛进地发展着，辅助生殖受孕（也就是我们通常说的"试管婴儿"）技术的水平得到了很大提高，统计数据表明，双胎的比例也在逐年地增加。

双胎妊娠是一种幸运，别人一次怀孕的过程只能生下一个宝宝，而双胎准妈妈一次就能拥有两个宝宝。准妈妈孕育一个宝宝需要付出很大的努力，承受各种风险与压力，因为所有意外很可能就在一不留心的那一瞬间发生，更何况是两个宝宝或是更多，则需要几倍的付出与艰辛。双胎准妈妈如果想顺利诞下宝宝，非常有必要了解双胎妊娠的知识。

1. 此双胎非彼双胎——原来双胎要分不同类型啊！

不知您是否注意到，有的双胎宝宝长得一模一样，根本分不出谁是谁；而有的双胎宝宝却长得并不是太相像，那是为什么呢？原来双胎分为异卵双胎和同卵双胎。

（1）异卵双胎由两个卵子分别受精形成，约占双胎妊娠的 2/3，异卵双胎在遗传上与普通兄弟姐妹一样，共享约 50% 的基因。每个胎儿都有各自的绒毛膜和羊膜，且不共享血管，性别上可以是两男、两女，或者一男一女。这种双胎妊娠恐怕是万千女性最求之不得的了，相对同卵双胎妊娠，出现并发症的风险较低，若是龙凤胎，那简直完美到极致！

（2）同卵双胎由一个受精卵分裂而成，约占双胎妊娠的 1/3。单卵双胞胎是由一个卵子和一个精子受精而成，两胎儿在遗传上是相同的，共享 100% 的基因。这就是我们见到的长得几乎一模一样的双胞胎。然而由于受精卵分裂时间的早晚又分为双绒毛膜双胎和单绒毛膜双胎，其中单绒毛膜双胎还可分为单绒毛膜双羊膜囊（即单绒双羊）和单绒毛膜单羊膜囊（即单绒单羊）。

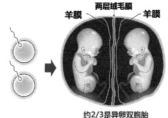

约2/3是异卵双胞胎
（双绒毛膜、双羊膜）

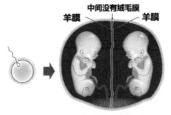

约1/3是同卵双胞胎
（单绒毛膜、双羊膜）

打个比方：子宫就好比是一座房子，房子里住着两个人就叫作双胎，这两个人分别住在不同的卧室就叫作双绒毛膜双羊膜囊双胎；两个人住在同一个卧室，但睡在不同的床上就叫作单绒毛膜双羊膜囊双胎；如果这两个人既住在同一个卧室又睡在同一张

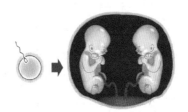

1/2400的罕见情况
（单绒毛膜、单羊膜）

床上就叫作单绒毛膜单羊膜囊双胎。如果两个宝宝共用一个房间，也就是单绒毛膜双胎，就会存在资源竞争、相互影响的情况，便更容易出现各种并发症。

2.论了解双胎类型的重要性

比起单胎妈妈，双胎妈妈有更多的幸运和满足感的同时，随之而来也会有更多的问题和担忧，双胎妊娠属于高危妊娠的范畴，发生妊娠期高血压疾病、妊娠期糖尿病、产后出血的风险都明显增高。特别是对于单绒毛膜双胎的妈妈，两个宝宝共同依赖一个胎盘供给营养，两个宝宝之间可能会存在着胎盘血管间的吻合，有可能导致一个宝宝的血液流到另一个宝宝体内，造成两个宝宝一个失血过多导致贫血，而另一个宝宝则是血容量过多，严重时可发生两个宝宝的夭折。还可能发生两个宝宝营养不均衡，影响生长发育或导致其他一些严重并发症。因此，您一旦确诊为双胎妊娠，应按照高危妊娠进行管理。首先要做的事情便是确定双胎的类型，即明确绒毛膜性。因为不同类型的双胎发生并发症的风险不同，特别是单绒毛膜双胎需要进行更多次的产前检查和超声监测，为了宝宝的健康，各位宝妈一定要有耐心呀。

3. 如何判断双胎的类型

6—14 周超声检查是判断绒毛膜性最好的时机。早孕的 B 超如果能够清晰地看到两个妊娠囊，通常为双绒毛膜双胎。妊娠 11—13^{+6} 周的超声筛查时，医生也会明确标注您是哪个类型的双胎。不同的绒毛膜性产检是有区别的，由于单绒毛膜双胎发生并发症的风险高，医生会要求您 16 周后每 2 周产检一次并做一次超声检查，评价宝宝的情况；而双绒毛膜双胎则需要每月产检一次并做超声检查，这对双胎准妈妈至关重要，一定要按时检查，不要漏掉哦！

孕妇学校

从孕育生命的那一刻起，准爸爸、准妈妈每时每刻都在喜悦之中，但在美好的憧憬中也会有担心和不安。如何孕育一个健康的宝宝呢？在我们的孕妇学校里您一定能够获得满意的答案。北京妇产医院的孕妇学校创办于 1996 年 1 月，是北京市第一家为广大孕产妇传播围产保健、科学育儿知识的大课堂。医院为孕妇及家属精心安排了通俗易懂的授课内容，授课老师由医院临床经验丰富的医护人员担任，课程内容生动，是孕产妇围产保健、增加育儿知识的大课堂。可以让准妈妈们了解孕期、产时、产后的各种生理变化和可能出现的病理改变，提高自我监护的能力。孕妇学校课程是我院送给来院的准爸爸、准妈妈们的一份礼物，全部免费开放。

2018 年 1 月，我院正式开通网上孕妇学校，孕产妇不必到医院孕妇学校上课，通过手机、电脑在家中就能学习孕产期健康教育知识。随着网络技术的发展，孕妇学校的课堂教育模式已不能满足孕产妇及家属的需要。我院开展网上孕妇学校，使得优质稀缺的医疗资源得到最大化利用，迎合年轻孕妇喜欢上网的习惯，很好地解决了孕妇的担心，使准妈妈们不耽误上班，还能够听到专家课程。

网上孕校项目启动后，我院组建了一支由产科、麻醉、护理、助产等 10 多名专家组成的网上孕校授课讲师团，结合临床就诊孕产妇的需求，围绕孕产期的生理心理，围绕孕中晚期常见疾病及对策、孕中晚期营养与运动、康乐分娩、分娩镇痛、分娩与盆底康复治疗、母乳喂养技能、新生儿抚触技能、如何坐月子、产房分娩技能与亲子依恋等专题，制作线上视频课件。线下课程通过现场孕妈实例模拟操作，向准妈妈、准爸爸普及孕期知识，帮助孕妈安全度过妊娠、分娩和产褥期并掌握一定哺乳知识和技巧，从而养育一个聪明健康的小宝宝。

在我院建档的准妈妈们需要登录网址（www.ibeifu.com）进入网站，打开孕妇学校页面完成实名注册。选取相应专题的听课视频进行学习，视频播放完毕后，还可点击答题框进行答题，巩固知识。答题正确，生成建档课程学习证书。如需建档，可直接打印学习证书，建档时出示存档。

自从孕妇学校开展以来，受到准妈妈们的一致好评，大量实践证明，孕妇学校对孕产妇具有很大帮助和积极的引导作用，有利于准妈妈们的心理健康，有效改善孕妇焦虑、抑郁。随着孕期相关知识的不断积累，孕妇的自信心逐渐增加，继而心理负担逐渐减轻。孕期健康教育从讲授剖宫产及自然分娩的利与弊，纠正孕妇对剖宫产的片面认识，对孕妇进行正确的引导使之以正常心态对待阴道分娩，从而树立对自然分娩的信心，使之乐于接受自然分娩，从而减少了社会因素导致的剖宫产。参加孕期健康教育的准妈妈们了解孕期产检的重要性，能够自觉地按时进行产前检查，及时发现高危因素，避免并发症的发生，顺利度过围产期。通过对孕前 BMI 高于标准 BMI 的偏胖的准妈妈实施健康教育，告诉她们如何营养管理、控制体重，也可以在一定程度上减少妊娠期高血压疾病和妊娠期糖尿病的发生率。同时，孕妇通过健康教育学会自我监测胎动，发现异常及时就诊，防止胎死宫内的发生。

在孕妇学校，还可以提前学到产褥期自我护理的知识。因为受传统习俗影响，产妇及家属一般认为产后要多吃少动、不能食用水果等凉性食物，不能洗头、洗澡等。通过进行健康宣教，准妈妈们可突破传统观念的束缚，获得产褥期自我护理的能力，保证了产褥期产妇的自我保健和母婴健康。

因此，无论您再忙，也一定要抽时间听孕妇学校的课，这是一次非常难得的机会，一定会提升您的孕期保健水平，使您和宝宝都受益。

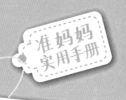

准妈妈
实用手册

PART 3

中孕篇

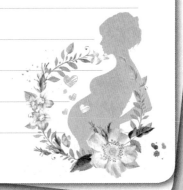

NT B 超

　　孕 11—14 周超声筛查有一项重要的内容，它就是颈项透明层（Nuchal Translucency，NT），我们称之为"NT 筛查"，但其实它仅仅是其中的一项。NT 厚度被认为是早孕期最常用的无创产前筛查方法，目前可以被认为是最早最有效的筛查胎儿畸形和染色体异常的方法，因此它是产前超声筛查的重要内容。

1. 为什么选择这个孕周（孕 11—14 周）进行筛查？

　　（1）孕 11 周前很多畸形超声不容易诊断。如颅盖骨缺失以及无脑儿，很多孕妈来门诊看超声结果时，提示颅骨光环不满意，就是这个意思，需要复查。当然，通常这种情况没有问题，仅仅是因为胎儿孕周相对偏小，一般大于孕 12 周可以比较确定；另外，孕 11 周前胎儿的脐部发育不完善，即所有胎儿均有脐部高回声带表现，而孕 11 周后这种情况往往才能被诊断为脐膨出；最后，心脏和膀胱也是在孕 11 周之后更容易清晰地被发现。而孕 14 周后，胎儿转动姿势更加频繁，增加测量难度，使检测成功率下降至 90%。

　　（2）当筛查异常时，通常最早期的介入性诊断为绒毛穿刺，而孕 11 周前进行绒毛穿刺通常与胎儿肢体的发育缺陷相关，这是孕 11 周前我们不做 NT 检测的原因。

　　（3）如果早期发现胎儿严重异常问题，准妈妈可以更早地选择终止妊娠，以减少母体的损伤。

2. 孕 11—14 周超声筛查的内容

孕 11—14 周超声筛查的内容有很多，最主要的是 NT 指标。所谓 NT 就是颈项透明层的简称，是指胎儿颈后皮下组织里面液体积聚的厚度。正常胎儿淋巴系统建立之前，少量淋巴液聚集在颈部淋巴管内，形成 NT。而孕 14 周以后胎儿淋巴系统发育完善，聚集的淋巴液会迅速引流到颈内静脉，颈项透明层通常会消退。而当淋巴回流障碍，过多的淋巴液集聚在颈项部，形成颈水肿或颈部水囊瘤。由于 NT 增厚可能与胎儿染色体异常相关，因此可通过检测 NT 厚度来筛查染色体异常的胎儿。另外还包括胎儿的颅脑、颜面、胸、腹壁及躯体，还有胎儿的骨骼四肢。除此之外，孕 11—14 周的超声还会进行多普勒检查，也就是我们可能遇到的静脉导管血流等。

3.NT 异常与什么相关，为什么我们如此重视它？

NT 增厚不仅与胎儿染色体密切相关，还和超声结构异常密切相关：

（1）NT 是孕 11—13^{+6} 周时胎儿颈后的皮下液体积聚。正常情况下，NT 的厚度随孕周的增加而增加，这是胎儿正常发育的一部分，当 NT 的厚度超过一定的临界值时才考虑其为异常，通常这个数值我们以 3.0mm 作为界限。

（2）NT 与染色体关系很密切，随着 NT 数值增大，染色体发生异常的风险也越来越高，所以如果各位准妈妈遇到很高的 NT 指标，一定要尽早地找医生进一步诊治。

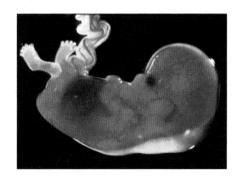

（3）NT 与超声结构异常

的关系：在 NT 增厚但染色体正常的胎儿中，先天性心脏病是最常见的主要出生缺陷。除此之外，NT 增厚还和胎儿膈疝、骨骼系统等发育相关，所以即使没有染色体异常，还可能出现胎儿结构异常。

4. 如果不幸，孕妈遇到了 NT 增厚，怎么办？

千万不要惊慌，我们要记住早期诊断很重要，可以避免更多的损害：

（1）NT ≥ 3.0mm，建议孕 11—14 周行绒毛穿刺术查染色体的相关检查。如果错过了这个时间，也不用担心，可以在孕 19 周后进行羊水穿刺检查。但是羊水穿刺的时间明显晚于绒毛穿刺，可能导致确诊的时间延后，给孕妇心理和身体都带来危害。

（2）通过检查，我们会发现大部分染色体相关检查均正常，那么我们如何应对？如何进行下一步的检查和监测？随着 NT 的增厚，流产、死胎、各种器官异常、染色体异常等风险随之增加，所以 NT 增厚明显的胎儿除了需进行染色体的检测外，还应该进行胎儿结构的检查。

🔒 关于 NT 的小结

（1）孕 11—13^{+6} 周超声可以更准确的核对孕周。

（2）NT 超声筛查时，由于体位原因，总是不能得到满意结果，因此很多时候，医生会叫患者起身活动一会，希望胎儿自身改变姿势以利于检查。如果 NT 增厚明显通常可以比较容易测到，如果总是因为体位原因，多数只是为了更准确的数值，而不是数值异常，所以请广大孕妈不用担心。

（3）NT 发现异常，一定要积极寻求医生帮助，积极检查染色体。

（4）对于 NT 增厚的胎儿，最容易发生的胎儿结构异常是先天性心脏病。

　　总之，各位准妈妈也不必恐慌，即使 NT 增厚也不代表就一定有问题，千万不要过于紧张，相信绝大多数准妈妈可以顺利通过这关，加油！

正式建档

十月怀胎，一朝分娩。分娩固然重要，而怀胎十月的健康更为重要，直接关系到母婴健康及安全。孕期的定期产前检查就是为这怀胎十月保驾护航。正规的产检检查要求在某一家医院正式建档，而后按照医院的要求定期孕期保健。前面早孕期按照相应的要求进行建档登记后，到了孕中期就该正式建档了。

1.正式建档孕周

鉴于早孕期妊娠相对不稳定，有胎停育等风险，另外，需要排查妊娠期合并症及某些传染性疾病，评价是否适宜继续妊娠等情况。因此，正式的建档通常都在孕中期。以北京妇产医院为例，正式建档定在妊娠 15—19^{+6} 周，该孕周是孕期保健要求的一个重要的检查孕周，且胚胎相对稳定，适宜进行建档需要的所有检查。

2.建档流程

各家医院的建档流程各有不同，但差异不大。北京市各家医院建档，均需要肝功免疫系列、梅毒、艾滋病，生化、血常规、尿常规、心电图等检查结果，以及《母子健康档案》，并符合该院建档条件，有建档名额。建档当日需要挂号就诊，按医院流程进行即可。以北京妇产医院建档流程为例，正式建档流程如下：

挂号后分诊，需携带材料			
我院早孕期所有检查报告（包括乙肝、丙肝、梅毒、艾滋病等检测）	《母子健康档案》	登记成功及建档成功证明	营养门诊及孕妇学校听课凭证

填写大病历本

等待就诊

3. 建档检查内容

复习以往病例及所有检查报告，再次评价孕妇是否存在高危因素。

了解孕产妇是否有阴道出血、腹痛等不适，以及饮食、运动情况，体重增长情况，并进行健康教育。

全身查体：包括一般检查、心肺查体、腹部查体、神经系统查体等。

产科查体：测宫底高度、听胎心。

阴道检查：看宫颈情况，若一年内未行子宫颈细胞学检查的孕妇可行子宫颈细胞学检查。

化验检查：血、尿常规检查，胎儿染色体非整倍体异常的中孕期母体血清学筛查，俗称唐氏筛查（须空腹）；或无创产前基因检测（Non-Invasive Prenatal Testing，NIPT）（无须空腹），必要时行羊膜腔穿刺术检查胎儿染色体核型（医生会为您预约产前诊断号）。

预约首次筛畸 B 超：对于当日能行筛畸 B 超检查无须预约的医疗机构，于孕 20 周后行筛畸 B 超即可，但对于 B 超检查须预约的医疗机构，该孕周开具的孕 22—24 周的筛畸 B 超需要在该次就诊时开具后即预约。

当然，如果有某些特殊情况错过了该建档孕周，适当错后建档也是可以的，只是有可能错过该孕周相应的检查。因此，建议准妈妈还是应当按照要求的孕周建档。如果在外地不能及时返回建档医院，有可能错过该建档孕周，建议于当地有条件的医院完成上面相应的检查内容。

孕中期常规产检

进入孕 14 周，就表示准妈妈已经度过了最危险的孕早期，也度过了最容易发生流产的时期，开始进入孕中期。从本周开始，宝宝即将进入快速增长的阶段，正是需要准妈妈供给充足养分的时候。孕中期产检分为三个阶段：分别是孕 14—19^{+6} 周、孕 20—24 周、孕 25—28 周。具体的检查频率一般是 4 周产检 1 次，常规检查包括：体重、血压、产科医生的问诊、产科专科检查（宫高、腹围、听胎心、必要时做阴道内诊检查）、每 4 周要检查 1 次血尿常规。

孕 14—19 周产检

这个时期除了要做常规检查，以了解准妈妈及胎儿的发育状况是否正常之外，唐氏筛查也是必须要做的一项检查。唐氏筛查理想检查时间是在孕 15—20 周之间，它是化验准妈妈血液中的甲型胎儿蛋白（AFP）、人绒毛膜促性腺激素（β-HCG）的浓度，并结合准妈妈的年龄，来判断胎儿患有唐氏症的危险程度，它可筛检出 60%—70% 的唐氏症患儿。需要明确的是，唐氏筛查只能帮助判断胎儿患有唐氏症的概率有多大，但不能明确胎儿是否患有唐氏症。如果唐氏筛查提示高风险，则需要行羊水穿刺来明确诊断。

孕20—24周产检

此时期准妈妈的子宫进一步增大，下腹部隆起更为突出，腰部增粗开始明显，体重也增加了许多。准妈妈由于子宫增大和加重而使脊椎骨向后仰，身体重心向前移，由此出现孕妇特有的状态。由于身体对这种变化还不习惯，所以很容易出现倾倒；腰部和背部也由于对身体的这种变化不习惯而特别容易疲劳，准妈妈在坐下或站起时常感到有些吃力。

这个孕周常规产科检查包括血压、体重、宫高、腹围、听胎心等，宫高和腹围能够对子宫的大小状况进行间接反映，通过测量宫高和腹围就可以估计出胎宝宝的一些基本情况。每次产前检查时测量宫高和腹围，有助于更为动态地观察胎宝宝的各方面发育情况，便于及时发现胎宝宝发育迟缓、巨大儿或羊水过多等妊娠异常情况，并采取相应的措施使问题有可能通过及时治疗得到解决。此外，还有一项重要的检查就是孕22—24周之间进行的筛畸B超，也就是大家俗称的"大排畸"B超。此阶段是胎宝宝成长发育的关键时期，也是排畸的好时期。B超检测使医生能够全面观察胎宝宝的生长情况，检查他（她）的器官是否畸形。准妈妈可以看到胎儿的头部轮廓、大脑、脸部、脖子和脊柱、胸廓、心脏、肺部和横隔膜，也可看到胎儿的腹部、肝脏、脾脏、胃、外部生殖器官、胳膊和腿，还可看到胎盘和羊水。

孕 25—28 周产检

此时期腹部膨胀，宫高已经达到 23—26cm。由于腹部、乳房迅速增大，很容易出现妊娠纹。体重的增加使下肢受到压迫，影响血液循环，容易出现静脉曲张、便秘和痔疮等。

常规产科检查包括测血压、体重、宫高、腹围、听胎心、血尿常规等，医生会根据身体各项指标的变化，判断准妈妈身体是否健康，胎儿的生长发育是否正常。除此之外，还有一项重要的检查就是妊娠期糖尿病筛查，简称"糖筛"。一般在孕 24—28 周进行。因为在这一时段正值胎儿快速生长期，准妈妈胎盘分泌功能越来越旺盛，机体内各种导致糖尿病的因素发展得最为明显，因而不易漏诊。另一方面，如果此时发现准妈妈有糖代谢问题，可以及早治疗，将对母婴危害减少到最小。糖耐量检查的时候需要服 75g 葡萄糖，在服葡萄糖之前要抽血查一个空腹血糖，然后服 75g 葡萄糖，在服糖之后一、二小时分别抽血，总共抽 3 次血。如果一项或一项以上异常，就诊断为妊娠期糖尿病。接下来就需要去营养门诊就诊，给予饮食及运动指导。大多数患有妊娠期糖尿病的准妈妈通过饮食及运动，都能将血糖控制在理想水平，如果控制不满意，可能需要胰岛素治疗。

产前筛查和产前诊断

医生会在准妈妈怀孕的早中期对她们行产前筛查，即筛查胎儿染色体异常，比如 NT 超声、唐氏筛查或者无创 DNA 检测，但"染色体"这个词对于大多数孕妇来说是陌生的，那什么是染色体呢？

染色体存在于我们人体的每个体细胞的细胞核中，是遗传信息的携带者。正常健康人每个细胞核中都存在 46 条染色体（23 对），其中 23 条来自母亲、23 条来自父亲，如果从母亲那里或者父亲那里多带来一条染色体或少带来一条染色体，就会导致染色体数量的异常。染色体数量的异常会影响细胞、组织的分化及身体的发育，导致胚胎或胎儿不能存活，或者表现为多发畸形、智力障碍及生长发育迟缓。染色体异常的宝宝临床表现多为综合征型，绝大部分终生需要照护，没有有效的治疗方法。

染色体异常在人类生殖过程中并不少见，胎停育的胚胎当中，染色体异常的检出率达 40%—50%，死胎胎儿中也有约 10% 的染色体异常检出率。也就是说，染色体异常的胚胎多以自然流产的形式被机体淘汰，但仍然有部分染色体异常的胚胎能够存活。因此，我们会在孕中期使用多种方法将这些染色体有问题的胎儿筛选出来。

染色体异常发病率最高的是 21 号染色体多 1 条、18 号染色体多 1 条、13 号染色体多 1 条，简称 21-三体、18-三体、13-三体（正常人每号染色体是 2 条，多一条就是 3 条，称为三体），为什么这三条染色体发病率最高呢？不是因为他们容易出现不分离现象，而是因为这三条染色体上面的基因比较少，平均有 300 多个，因此胎儿能活到筛查孕周。其他染色体上的基因平均有 500 多个，发生三条以后在胚胎初期就已经停育了。那么，在孕期中我们有没有办法可以筛查出染色体异常的宝宝呢？答案是肯定的，我们可以通过唐氏筛查、无创 DNA 检测进行产前筛查。我们也可以通过产前诊断的方法，比如羊水穿刺进一步明确诊断。

1. 唐氏筛查

对于小于 35 岁的孕妇我们常规选择唐氏筛查来筛出染色体异常的胎儿。唐氏筛查是在孕 15—20 周抽取孕妇的外周血，根据孕妇外周血中的甲胎蛋白（AFP）、β-HCG、雌激素（E3）的水平来初步筛选出可疑的胎儿，每个孕周、每个年龄段的孕妈都有相应的血清正常值，这是从以往大数据中得出的数据。因此，对于唐氏筛查来说，将年龄、孕周、体重等资料填写正确，才有可能得出可靠的结果。

我们通过风险切割值（一般是 1∶270，有的医院是 1∶350）将唐氏筛查结果分为高危与低危。唐氏筛查得出高危的结果也不用过度忧虑，毕竟唐筛是一个粗略的筛查。对于唐筛高危孕妇来说，胎儿真正有问题的总体概率是 3%—4%。具体到个人的风险就是唐氏筛查得出的风险，比如 1∶164，就是 1/164 的概率，1∶8 就是 1/8 的概率。高危孕妇需要做羊水穿刺确诊，低危孕妇视为通过，继续妊娠。

唐筛的优点是无创和价廉，它的缺点是比较粗略，对唐氏儿的检出率为 70%；加上 NT，对唐氏儿的检出率能到 80%；余下 20% 的唐氏儿多数会在后续的超声中发现异常，通过进一步羊水穿刺确定为异常胎儿。

关于唐氏筛查，近两年又有新的名词出现：唐氏筛查临界风险，又叫"灰区"。这是什么意思呢？以往的研究中，仍有极少部分胎儿通过了筛查，但等到胎儿分娩后发现长相异常才诊断为唐氏儿，称为唐氏儿的活产，一般发生率为 1/10000—2/10000。给家庭带来莫大的痛苦。科学家后续发现，这样的活产漏筛多发生于接近高危线的低危孕妇，因此划出了临界区域，在国内是 1：270—1：1000；有的国家是 1：270—1：2500，因此还是需要得到重视的。考虑到羊水穿刺本身有流产风险，而且临界风险人群的检出率又不是那么高，因此，医学指南建议临界风险要进一步做无创 DNA 检测，以减少唐氏儿漏筛的风险。用通俗语言来解释临界风险即为：没到高风险需要羊水穿刺的程度，但风险值有点高仍有些不太放心，即唐氏筛查 21-三体风险值 1/270—1/1000，18-三体综合征风险值 1/350—1/1000。

2. 无创 DNA 检测

除了唐氏筛查的产前筛查方法之外，近几年又有了无创 DNA 的筛查手段。无创 DNA 检测其实就是无创性产前基因检测（Non-Invasive Prenatal Testing，NIPT）的"小名"，是通过孕妇外周血中胎儿游离 DNA 的分析与检测，对胎儿常见染色体非整倍体异常进行筛查的一种方法（此处强调"筛查"）。无创 DNA 的最佳检测时间为孕 12—22^{+6} 周。

（1）无创 DNA 检测的优缺点

无创 DNA 检测的优点：一是无创，即：抽取母血即可以进行该项目的检测。二是针对临床推荐筛查的 21-三体、18-三体、13-三体综合征的检出率高于唐氏筛查，可达到 95% 以上，假阳性率低于 1%；且可进行部分微缺失微重复的筛查，属于"高级筛查"。

无创 DNA 检测的缺点：一是针对除 21-三体、18-三体和 13-三体综合征以外的其他染色体异常筛查准确度有限。二是价格相对较贵。

无创 DNA 在临床上的应用只能作为高级筛查，而不作为诊断。临床存在假阴性以及假阳性的情况。而且，采用无创 DNA 检测需考虑到是否为适宜人群及不适宜人群。

（2）无创 DNA 检测的适宜人群、不适宜人群、慎用人群

无创 DNA 检测的适宜人群有：唐氏筛查或影像学检查显示为临界风险的准妈妈，建议行 NIPT 以提高染色体异常人群的检出率；有介入性产前诊断（如羊水穿刺）的指征，但同时存在羊水穿刺等操作的禁忌证（如：先兆流产、发热、有出血倾向、感染未愈等）的准妈妈；就诊时，孕 20^{+6} 周以上，错过唐氏筛查时间，但仍希望能降低 21－三体、18－三体、13－三体综合征风险的准妈妈。

无创 DNA 检测的不适宜人群有：有过染色体异常胎儿分娩史的准妈妈；夫妇双方或其中一方有明确的染色体异常；1 年内接受过异体输血、移植手术、细胞治疗或接受过免疫治疗的准妈妈；胎儿影像学检查怀疑胎儿有微缺失微重复综合征或有其他染色体异常可能性的准妈妈；各种基因病的高风险人群；有合并恶性肿瘤的准妈妈；医生认为有明显影响结果准确性的其他情形。

还有一些情形的准妈妈，由于她们的特殊性，使得 NIPT 的检测准确性会有一定程度的下降，或按有关规定应建议进行产前诊断的，属于 NIPT 的慎用人群：早、中孕期产前筛查高风险；预产期年龄 ≥ 35 岁；重度肥胖（体重指数 >40）；通过体外受精—胚胎移植方式受孕；有染色体异常胎儿分娩史，但夫妇染色体异常的情形除外；双胎及多胎妊娠。

（3）无创 DNA 检测结果的判读

由于 NIPT 目前只能作为胎儿染色体异常的筛查手段，因此，仅有高风险和低风险两种结果。

结果一：当结果为低风险时，并不表示胎儿染色体绝对没有问题，仍有很小的可能出现漏筛，也就是仍有很小的胎儿染色体异常概率，还需要结合后期B超检查等手段进一步排除胎儿异常。如果胎儿B超等检查发现与胎儿染色体异常可能相关的超声指标，无论NIPT的结果是高风险还是低风险，都应进行进一步的遗传咨询及相应的产前诊断。

结果二：当结果为高风险时，应建议准妈妈进行相应的介入性产前诊断（如羊水穿刺、脐静脉穿刺等）。高风险只是筛查结果，并不表示胎儿一定存在染色体异常。因此，不能仅根据NIPT高风险的结果就做出终止妊娠的建议和处理，很有可能错杀无辜。

（4）无创DNA检测其他需要注意的事项

第一，对未行唐氏筛查而直接做无创DNA检测的准妈妈，应当在孕15—20^{+6}周通过B超筛查胎儿神经管缺陷。第二，严禁将无创DNA检测用于非医学需要的胎儿性别鉴定。

总之，作为新技术的无创DNA检查技术还有一定的局限性，也存在假阴性以及假阳性等可能，所以，目前仍然作为一项筛查技术存在，也许随着现代科学技术水平的提高，该项技术能够更为完善或有所突破。

3. 羊水穿刺

羊水穿刺是孕期常用的产前诊断方法，但是仅有一小部分准妈妈需要做产前诊断。您的产检医生会根据您的情况为您做出相应建议，由产前诊断医生评估后安排手术。羊水穿刺全称为羊膜腔穿刺术，虽然是手术，但是已经临床应用了几十年，早已成为一项成熟的手术，所以准妈妈们大可不必过于紧张。羊水穿刺是孕 18—24 周做的产前诊断方法，它是在超声的指引下，用一根细针经腹壁穿刺入羊膜腔抽吸出 20ml 羊水做检测。

（1）羊水检查的几种方法

羊水采集后有多种方法进行检测，其中最传统、最经典的方法是羊水细胞培养核型分析。羊水中有胎儿脱落的上皮细胞，把羊水离心，收集这些细胞，放入培养箱里培养三周，制片染色后在显微镜下观察。因为培养细胞环节比较费时，因此总共需要五周才能出结果，它的优点是能直观看到所有 23 对染色体有没有多一条、少一条或多一大段、少一大段的问题。缺点是时间有点长，有培养失败的风险（1/800），另外分辨率有限，对染色体小片段的缺失、重复缺乏诊断能力。因此，对于超声异常的胎儿须加做能发现小片段异常的相关检测。

羊水取出以后，除了可以做羊水核型分析外，还可以做 Bobs 检测。Bobs 是分子生物学的方法，提取羊水中胎儿细胞 DNA，用带有磁珠标记的 21、18、13、性染色体及微缺失综合征的探针与胎儿 DNA 结合，根据标记物量的分析明确胎儿是否存在染色体异常。Bobs 将人群中发病率较高的大异常（21-三体、18-三体、13-三体、性染色体异常）和小异常（22q-综合征、5P-综合征等）整合起来，扩大了传统核型分析的检查范围，缩短了检测时间，两周出结果。

其他的羊穿后检测方法有 FISH 及基因拷贝数检测（即微缺失微重复综合征的检测），用于超声异常的胎儿。

需要注意的是：

　　无论是羊水核型分析，还是 Bobs 等，对单基因病都没有检出能力。因此，如果有家族遗传病，如地中海贫血、肌营养不良、结节性硬化、软骨发育不良等，须通过评估，必要时应用特有的检测行产前诊断。

（2）羊水穿刺的主要适用人群

　　一是高龄孕妇（预产期时周岁大于等于 35 岁），胎儿的染色体异常发生率是随着孕妇年龄增加而逐渐增加的，特别是在 40 岁以后的孕妇中。二是唐氏筛查高危孕妇。三是夫妻双方有染色体异常的孕妇。四是以往生育过染色体异常孩子的孕妇。五是本次妊娠胎儿有超声异常的孕妇。

（3）羊水穿刺的手术风险

　　既然是手术，是会有相应的手术风险的，比如术后腹痛出血，最终保胎失败流产，胎儿丢失率约为 1/400。也有极少部分准妈妈做羊水穿刺后出现发热、胎膜早破等。因此，对于有流产症状的孕妇，有全身

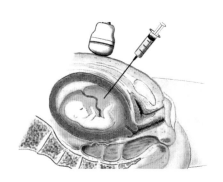

发热等炎症表现及出血性疾病的孕妇是不能做羊水穿刺的。而对于既往有大于 12 周的反复性流产早产、Rh 阴性孕妇、患乙肝等传染病的孕妇也要慎重考虑行羊水穿刺，因为由于自身的特殊性会增加羊水穿刺

发生并发症的风险。

　　而对于民间流传的羊水穿刺很危险，针会扎到宝宝的说法，不用过于担心，产前诊断医生都是具有资质、临床经验较为丰富的医师，操作时也是在超声引导下，避开胎儿，选择羊水量最多的部位穿刺的，所以准妈妈只要放松心情跟大夫配合就好啦。

羊水穿刺的注意事项

　　羊水穿刺属于门诊手术，需要不到半天的时间，手术操作顺利的话，可能十几分钟就可以完成。之后要观察 30 分钟，如果没有异常就可以离院回家休息了。

　　术前注意事项：可以吃饭喝水；术前排尿；术前测体温，体温须低于 37.5 度。

　　术后注意事项：在孕中期羊水的量约为 500ml，因此，抽取 20—30ml 羊水是不会引起羊水过少的，正常饮水即可。注意休息，避免劳累。如有腹部频繁的紧硬或疼痛感觉、阴道出血，须及时到急诊科就医。

感觉到胎动啦

感受胎动是一件神奇的事情，没有亲身经历是永远不会理解的。直到有一天，那个小东西告诉您："我就在这里呢！"那种欣喜、兴奋和幸福的感觉会让准妈妈们永远铭记。

胎动实际就是胎儿在子宫内的活动，一般孕8周左右宝宝就开始在准妈妈子宫里活动了，但在孕16—20周时才能慢慢被准妈妈所感知。怀孕过的妈妈比新手妈妈们更能注意到这微妙的变化（也叫初期的胎动），因为她们之前有过这样的经历，较能知道胎动和腹部不舒服的区别。除此之外，体型较瘦的准妈妈们也能更早感觉到胎动，此外胎动也可能受准妈妈吸烟、情绪波动、初产、孕周等因素的影响。最早的胎动可能很轻微，有的孕妈感觉像"小鱼吐泡泡"，而有的则以为是肠蠕动，还有的会觉得肚子咕噜噜作响。随着宝宝越来越大，"动静"就越来越明显，包括身体的翻动、四肢的伸展以及偶尔的"抖动"。在孕20周之后胎动会越来越明显，也越来越有规律了。宝宝有欢快玩耍的时候，也有安静休息的时候。正如每个宝宝的性格不同，有的宝宝活泼好动、有的宝宝喜好安静，因此每个准妈妈感受的胎动频率、强度都有所不同。对于孕中期来说，准妈妈只需要每天感知到胎动就好，并不需要每日规律地计数胎动次数。只要胎动规律、有节奏，频率、幅度较前无明显变化，通常说明宝宝是安好的。

从孕28周开始，准妈妈就需要格外留意一下自己的胎动了。胎动是宝宝和妈妈交流的渠道，当他（她）向您传递信号的时候，一定要关注他（她）呀！

第一次筛畸 B 超

　　孕 22—24 周的第一次筛畸 B 超，应该是目前产前筛查和诊断的重中之重，很多准妈妈称它为"大排畸"。它的主要目的是筛查胎儿重要部位的结构，包括神经系统、心脏系统、消化系统、泌尿系统和其他很多系统，因此是孕期最系统、最全面、最仔细的一次超声筛查。

1. 时间的选择

　　孕 20 周后，胎儿的大部分器官都已经发育完全，因此可以进行系统的超声筛查，但是每个宝妈的个人条件不同，有的肥胖（腹壁肥厚）、有的宝宝位置不好，不利于超声检测，所以超声筛查的最佳孕周是孕 22—26 周。但是为了更早的进行超声诊断，通常我们会把时间定在孕 22—24 周，既保证筛查的准确清晰，又避免了诊断的延误。

2. 超声筛查的具体内容

　　这次超声是对宝宝所有部位详细的筛查，往往要花费不短的时间，特别是有些淘气的宝宝，好像在和超声医生玩捉迷藏，故意用手挡着脸或背过身去。超声医生不得不让准妈妈去活动活动，改变一下体位，希望能把宝宝所有的器官都观测清楚。那么，对于宝宝从头到脚，医生们在看什么呢？

胎儿头颅的筛查：这里面有我们最常见的大脑中线、透明隔、侧脑室、脉络丛、胼胝体、小脑、小脑延髓池等检查，通过这些基本了解胎儿颅脑是否发育异常。

颜面部检查：通常这里有我们非常关心的口、眼、鼻、耳等部位检查，通过这些检查我们可以发现胎儿是否有唇腭裂、眼睛缺失或眼距增宽狭窄、耳朵大小和是否缺失等等。

心脏的筛查：心脏是胎儿最重要的器官之一，首先，通过筛查，我们看到是否为四腔心（左心房、左心室、右心房、右心室），如果不是四腔心说明胎儿可能存在重大的心脏结构异常；其次，可以看到心脏的大血管、主动脉、肺动脉和动脉导管等等，这些血管的异常通常危及新生儿的生命；除此之外，还可以看到胎儿是否存在房间隔缺损、室间隔缺损或房室间隔缺损等先天的心脏发育异常，虽然这些胎儿异常没有各个心室和大动脉异常危害大，但是也常常危及新生儿健康，甚至与染色体异常相关。

腹部的超声筛查：胃泡、肝脏、肾脏、脾脏和胆囊等等，这些检查可以明确是否有消化道闭锁、肾脏缺失或肾脏发育不良等等。

再继续往下，可以发现胎儿的膀胱，而膀胱的两侧恰恰就是两条脐动脉，这就是我们如何发现并诊断"单脐动脉"的方式。

了解胎儿的生长发育情况：超声可以通过胎儿双顶径、股骨长、头围和腹围的测量，估计胎儿的大小，判断胎儿是否发育迟缓，从而指导临床医生做出诊断和治疗。

知晓羊水量的多少：超声可以较准确地测量出孕妇的羊水量。羊水过多或过少，都可能提示我们是不是存在胎儿畸形或有先天性疾病等异常。

超声可以判断胎盘是否正常：超声不仅可以清楚地了解胎盘的位置和厚度，胎盘有无血管瘤的存在，还可以帮助我们更早地发现胎盘是否为低置状态。

对于有过流产或早产史的患者，我们还可以通过超声检查宫颈的形态和长度，预测是否会有流产和早产的发生，从而给予及时的预防和治疗。

3. 理性、客观看待超声结果

超声的诞生，为产科医生和准妈妈带来了莫大的帮助，好像是在困境中瞬间为我们带来了希望。但是超声仅是一种辅助检查，并不是万能的，不是孙悟空的"火眼金睛"。即使科技的进步带来了更清晰的图像，给我们提供了大量的信息，但是我们仍然会有不了解或看不清楚的胎儿结构。因此，准妈妈需要理性、客观地看待超声结果。对于图像不清晰需要复查的宝妈（特别是肥胖或者宝宝位置不好的），也请不要紧张，通过复查，我们可以更加准确地了解宝宝的情况。

一旦准妈妈的超声结果提到了相关的异常表现，我们建议及时到门诊就诊，因为这些胎儿异常可能需要产科医生、超声科医生、放射科医生甚至小儿内外科医生的多学科会诊，只有这样才能更准确地为宝宝做出评估，为孕期保驾护航。

孕期血糖筛查

在孕 24—28 周，需要采血做糖耐量试验，也就是准妈妈们说的喝糖水检查，用以检查孕妇是否患妊娠期糖尿病。因为患妊娠期糖尿病的准妈妈如果血糖控制不良会对自身及胎儿都造成不良影响，甚至危害妈妈和宝宝以后的生活。所以，糖耐量试验很重要，每一位孕妇都需要检查，除非在怀孕前已经确诊为糖尿病的妈妈。那么糖耐量试验什么时候做？如何做？如果孕妇确诊为妊娠期糖尿病该如何监测血糖？如何饮食和运动？

1. 什么是糖耐量试验？

"糖耐量试验"就是对怀孕的妇女是否患有妊娠期糖尿病进行的一项检查，一般在孕 24—28 周进行检查，如果孕妇糖耐量试验结果不正常，说明患有妊娠期糖尿病。

2. 为什么要做糖耐量试验？

随着社会经济的不断发展，人民生活水平日益提高，人们的生活方式也在改变，我国糖尿病的患病率逐年上升。现今，有约 20% 的孕妇患有妊娠期糖尿病。妊娠期糖尿病对准妈妈和宝宝都有严重的不良影响：

（1）对于准妈妈来说，可能导致胚胎停育、流产、高血压以及感染风险增加等。

（2）对于宝宝来说，增加流产、早产、宫内发育迟缓、畸形、巨大儿等风险，也容易引发多种新生儿并发症，比如呼吸窘迫综合征、胆红素血症等。

（3）对妈妈和宝宝以后的生活也有影响，今后他们患有此类疾病的风险较一般人更大。

3. 糖耐量试验什么时候做？

（1）在怀孕前就诊断为糖尿病、糖耐量受损或空腹血糖受损的病人，建议妊娠前咨询。对于有妊娠期糖尿病病史、家族糖尿病病史、过度肥胖的人计划妊娠，最好在计划妊娠前到医院进行糖耐量试验，或至少在妊娠早期进行糖耐量检查。如果血糖正常，在孕 24—28 周进行糖耐量试验。

（2）身体健康的孕妇：应在孕 24—28 周进行糖筛检查。此时胎儿生长快速，胎盘功能强大，导致糖尿病的因素也最为明显，不易漏诊。如果发现有问题，就要尽早治疗，才能减少对母婴的影响和危害。

（3）如果准妈妈孕 28 周前通过了糖耐量试验检查，而且身体没有出现异常情况，基本就可以排除妊娠期糖尿病的风险。但是，如果准妈妈经常饥饿难忍，出现体重快速增加、羊水过多等异常情况，可能存在糖代谢问题，应及时去医院进行相关检查，排除妊娠期糖尿病等相关疾病。

4. 糖耐量试验怎么做？

（1）试验前 3 天正常饮食，即每天保证一定量的碳水化合物。筛查的前一天晚上 10 点后禁止进食，禁食至少 8 小时。开始检查时静坐或尽量少活动。

（2）因为要空腹抽第一次血，后续还要抽两次血，所以医院都会安排在早上进行，一定不要晚到哦。

（3）空腹抽血后，口服含75g葡萄糖的300ml的水（混合均匀），5分钟内喝完。从喝第一口糖水开始计时，服后1小时、2小时分别再次抽血。

需要注意的事项有：

一定将葡萄糖带到医院，自己要准备好有300ml刻度的杯子，避免措手不及。并且带上早点，做糖耐量试验期间不可进食食物和水，抽血后就可以进食了。

5. 糖耐量诊断标准

空腹及服糖后1小时、2小时血糖值应低于5.0mmol/L、10.0mmol/L、8.5mmol/L（92mg/dl、180mg/dl、153mg/dl），任何一项血糖值达到或超过上述标准即可诊断为妊娠期糖尿病。

一旦被确诊为妊娠期糖尿病的"糖妈妈"也不用过于担心，这时候您需要到围产内分泌代谢科进行规范的饮食运动指导，并监测血糖，大部分的"糖妈妈"经过合理管理，都会顺利度过孕期，诞下健康的宝宝。

糖妈妈孕期管理

如果不幸被诊断为妊娠期糖尿病成为"糖妈妈"怎么办？其实并不可怕，不用过于担心，经过"医学营养治疗（MNT）"，90%的孕妇能将空腹及餐后血糖控制在合理范围内。

"糖妈妈"需要拿着化验单到围产内分泌代谢科接受医学营养治疗。医生们会根据您的个人情况、血糖情况、胎儿情况为您制定每日热量分配表，指导您每日膳食量、种类分配，记录膳食日志，监测血糖及运动情况。如果您有时间来参加一日门诊的学习，可能会更有帮助。一日门诊是专门为糖尿病孕妇开设的，只有周二和周四有，每次限定 20 人以内。"糖妈妈"按预约好的日期当天早上空腹 7 点半之前到达，我们有专门的护士为您测量空腹末梢血糖，之后一天在医院进食糖尿病餐（包括早餐、早加餐、中餐、中加餐）并监测餐后血糖情况，大概下午 3 点半左右结束。其间，有医生和护士讲解糖尿病的相关知识、如何选择食物、合理餐次分配，带领大家运动，手把手教大家如何监测血糖以及如何记录膳食日志。在一天的实践中学习糖尿病的自我管理。

根据医生制定的一天热量分配，"糖妈妈"在家自行监测 3—7 天后携带膳食日志（进食情况、血糖监测记录、运动情况及自我体重监测记录）进行第一次随访，让医生全面了解您详细的膳食、运动及血糖监测情况和自我感觉（如饥饱程度）、体重变化等，根据上述情况进行评估并由医生再给予个体化指导（包括决定是否需要调整日需总能量的推荐）。如果"糖妈妈"做得比较认真、血糖监测满意可 2 周左右复诊一次，根据血糖、体重增长及胎儿生长情况，对膳食处方随时调整，此后定期复诊直至分娩。膳食日志一般建议开始连续记录 3 天，其中最好包含 1 天周末或节假日，此后鼓励每天记录膳食，每周抽测 1—2 天血糖情况。如果经过合理的膳食及运动干预，血糖仍不满意，则考虑胰岛素治疗。

 "糖妈妈"在自我管理的过程中有一些误区需要注意：

医学营养治疗的基本原则首先是合理控制总能量，维持体重的适宜增长，适当限制碳水化合物、脂肪的摄入并保证充足的蛋白质。合理控制并不代表"不吃"，有些"糖妈妈"过分担心糖尿病的危害，主食吃得特别少，导致体重不增甚至下降，忘记了营养充足的重要性。而医生制订的膳食计划里充分考虑了您的日常能量需要，并科学地给予能量分配，所以只要按照医生制定的能量分配表去做就行了，血糖高了或低了由医生来调整。不要看着血糖吃饭，而要看着能量需求吃饭。充足的营养很重要。其次是给予合理的餐次安排，原则上应分餐，做到少食多餐。不要认为加餐不饿就可以不吃，少食多餐能减轻胰岛负荷，帮助降低餐后血糖水平。

 在运动方面也需要注意：

鼓励准妈妈进行适宜的体力活动。如果有不适宜运动的情况如先兆流产、先兆早产、产前出血、子痫前期等还是要听从产科医生的建议，不要盲目运动，可以试着做一些不妨碍宫缩的上肢运动。如果没有上述情况，鼓励坚持适量有规律的运动，比如餐后 0.5—1 小时后可散步 30 分钟左右。适当运动能够改善血糖水平，减少胰岛素抵抗，有利于体重控制和身心健康。

在血糖监测上，刚刚确诊为"糖妈妈"的孕妇至少连续监测 3—5 天的系列血糖，至少每天监测 4 次血糖，包括空腹及三次正餐后 2 小时血糖。餐后 2 小时要从吃第一口饭开始计时。若是孕前糖尿病合并妊娠的，甚至需要每日监测 7 次血糖，除上述 4 次外，还要加测中、晚餐前及睡前血糖。若血糖平稳，每周监测 1—2 天的系列血糖即可。空腹血糖正常控制标准是 3.3—5.3mmol/L，餐后血糖的控制标准是 4.4—6.7mmol/L（孕前糖尿病的孕妇空腹和餐后血糖的控制标准分别是 3.3—5.6mmol/L 和 5.6—7.1mmol/L），注意和您喝糖水时诊断糖尿病的标准不一样。若血糖控制不满意需要加用胰岛素时，在调整用药的过程中每天需要监测 5—7 次血糖情况。如果只是空腹血糖高，需要睡前注射胰岛素（通常在晚 10 点），则监测注射前的血糖，所以一天测 5 次。如果餐后也高，需注射餐前胰岛素的话，则要加测餐前血糖，这样一天需要监测 7 次血糖情况。在一日门诊的学习中，我们会教给大家正确的血糖测量方法，"糖妈妈"一定要认真学习以保证测量结果的准确性。

表 2　膳食日志记录表

餐次	就餐时间	谷类	奶类	肉、蛋类	豆制品类	蔬菜	水果	油脂	血糖监测时间及值	运动方式、时间
早餐										
早加										

餐次	就餐时间	谷类	奶类	肉、蛋类	豆制品类	蔬菜	水果	油脂	血糖监测时间及值	运动方式、时间
中餐										
中加										
晚餐										
晚加										

50g生米=130g熟米饭

关于多种维生素、钙、铁和碘

1. 关于多种维生素

怀孕是一个特殊的时期，准妈妈要孕育宝宝，对能量和各种营养物质的需要量明显增加。不仅要满足胎儿的生长发育，还要为将来的哺乳做好营养储备，对于维生素、矿物质和微量元素的需求接近非孕期的两倍。绝大多数维生素人体无法合成，需要从食物中获取，特别是新鲜蔬菜水果当中。因此准妈妈要保证每日均衡营养的摄入，如果饮食营养不够均衡、食入量少、挑食、喜好肉食不爱吃菜，或准妈妈瘦弱及有合并贫血等问题，就需要进行复合维生素的补充了。复合维生素不仅含有足够的叶酸，还含有其他多种维生素、矿物质和微量元素，特别是钙、铁、锌等。维生素 A 参与基因表达、生长、发育、细胞生成、视觉和免疫的调控，是胚胎和胎儿发育的必要条件，影响包括眼睛、耳朵、四肢和心脏的形成。但如果补充过量也会增加眼睛、肢体缺陷，甚至腭裂和神经管畸形的发生率，通常用量不超过 2500 国际单位。维生素 B 复合物，包括维生素 B、硫胺素（B1）、核黄素（B2）、吡哆醇（B6）、叶酸（B9）和钴胺（B12）等，也是在怀孕期间需要补充的重要维生素。怀孕期间缺乏维生素 B 会导致脱发、贫血、消化问题、免疫力低下、虚弱和疲劳。维生素 C 和维生素 E 是两种抗氧化维生素，在胶原蛋白的产生中起着至关重要的作用，胶原蛋白是一种软骨、肌腱、骨骼和皮肤的结构蛋白。作为抗氧化剂，它们也支持健康的免疫系统，并防止氧化损伤。维生素 D 在骨骼健康中发挥重要的作用，同时，维生素 D 在健康和疾病预防方面也有很多其他作用，可影响孕妇的血压、情绪和大脑以及免疫功能，对母亲和胎儿的健康也是至关重要的。前面已经讲过，对于小剂量叶酸（斯利安）可以从怀孕前三个月备孕时开始补充，而多种维生素可以从怀孕后开始补充。但如果从备孕时已经开始服用多种维生素的准妈妈，要留意其中是否已经含有了孕妇应每日服用的叶酸量。如果已经包含了每日 400—800μg 的叶酸，则无须再重复服用小剂量叶酸。整个孕期及哺乳期，准妈妈都可以全程补充专门为其设计的多种维生素。

2. 钙

补钙有助于胎儿骨骼的发育，同时防止母体在孕期的骨质流失。钙也已被证明能够支持循环、神经和肌肉系统的功能。那么何时开始补钙？如何补钙？补到什么时候？在怀孕初期，人体每天对于钙的需求并不是很大，和正常人的需求是差不多的，所以准妈妈并不需要在怀孕的早期就开始补钙，通过饮食，如每日饮用 500ml 牛奶即可。孕中晚期钙的需要量逐渐增加，胎儿骨骼、牙齿迅速发育，乳牙在孕 14—17 周开始钙化；四肢关节形成，骨骼发育迅速，孕中晚期钙的推荐量为 1000mg/ 日，可耐受的钙的最高摄入量为 2000mg/ 日。如何做到每天摄入 1000mg 的钙呢？如果每天平均能摄入以下食物及达到推荐的量：每日 500ml 牛奶（含钙量约 500mg）、100g 豆腐（含 120mg 钙）、虾皮 5g(含 50mg 钙)、蛋类 50g（含 30mg 钙）、绿叶菜 200g(含 180mg 钙)、其他食物（如鲫鱼） 100g（含 80mg 钙），这样每日 1000mg 的钙就基本达标了。

从上面食物的含钙量可以看出牛奶含钙量非常丰富，遗憾的是很多人（包括孕妇）没有喝奶的习惯，一喝奶就容易出现腹胀、腹泻等胃肠道不适症状，这样的孕妇也可考虑适当增加一点豆制品如豆干及芝麻酱，这些食物含钙量也相对丰富，必要时可考虑服钙片来补钙。

补钙时要注意以下几点：

一是不要空腹服用钙剂，最好进食时同时服用，或饭后半小时服用，或晚上服用。二是钙剂不能和牛奶同服，这样会造成钙质的浪费。三是补钙同时要多喝水。四是胃酸缺乏者，不适宜选用碳酸钙，可选用枸橼酸钙或柠檬酸钙等。

有些孕妇担心妊娠晚期补钙会使胎盘钙化，或者使宝宝颅骨提前钙化，导致难产，其实这些说法都没有科学依据，所以不仅孕期应补钙，在哺乳期也应补充钙元素，保证母体对钙的需要。

3. 铁

铁是维持生命的主要物质，用来制造血红蛋白。血红蛋白是红细胞中的一种物质，可以把氧气输送到全身。怀孕期间，准妈妈为宝宝提供血液和氧气，所以对铁的需求会随着血液供给的增加而上升。孕期铁的需求不仅包括胎儿生长发育所需，还要为新生儿储备 4 个月的需要。孕期如果铁缺乏可能出现缺铁性贫血，导致孕妇出现心慌气短、头晕、乏力，也增加产时出血伤口愈合不良的风险。同时，如果准妈妈体内长时期缺铁也势必会对胎儿的生长发育造成不良影响，出现早产、出生体重低、胎死宫内和新生儿死亡等风险。因此孕期检查中，每个月都会行例行的血常规检查，了解是否有贫血存在。

准妈妈要饮食营养均衡，多吃富含铁的食物如瘦肉、动物肝脏、动物血、蛋类。若已经被诊断为贫血，仅依靠膳食就不够了，这时就需要在医生指导下口服铁剂进行补充。

为保证高效吸收，补铁也要注意以下几点：充分的蛋白质有利于铁剂的吸收；食补铁以动物性铁为主；维生素 C 有利于铁的吸收，补铁同时补充维生素 C；不能和钙剂同服；茶中的鞣酸可干扰铁的吸收；牛奶可干扰铁的吸收。

大多数有足够铁储备的女性，正常饮食并服用多种维生素，通常不需要单独补铁，但如果产检医生告诉您铁储备不足了，甚至已经出现缺铁性贫血了，那就需要在医生指导下补铁。

4. 碘

孕前期和孕早期的碘缺乏，均可增加新生儿将来发生克汀病（呆小症）的风险。孕前期碘需要量为 120μg/ 天，孕中期参考摄入量为 230μg/ 天。

由于孕前期和孕期对碘的需要相对较多，建议备孕妇女除规律食用碘盐外，每周再摄入 1 次富含碘的食物，如海带、紫菜、贻贝（淡菜），以增加一定量的碘储备。

食物含碘的高低一般存在以下规律：一是海产品的碘含量大于陆地食物。大海是自然界的碘库，故海洋生物内的含碘量很高。二是陆地食物中动物性食物的碘含量大于植物性食物，其中鸡蛋的含碘量较高，其次为肉类，再次为淡水鱼；植物的含碘量很低，特别是水果和蔬菜更低。但是天然海盐的含碘量极微，精制海盐的含碘量更少，若每人每日摄入 10g 盐只能获得低于 50μg/ 天的碘，远远不能满足预防碘缺乏病的需要。

特别提示

对于同时合并甲状腺疾病的孕妇在孕期盲目的限制或者大量补充碘均可能加重病情，需咨询专业的医生。

胎儿心室内强回声、脉络丛囊肿、侧脑室增宽、肾盂增宽含义是什么？

　　超声检查是产前检查过程中，监测胎儿宫内情况的最重要手段之一，在妊娠的不同时期对胎儿的检查目的是不同的。通常医生会在孕20—24周之间建议进行胎儿结构筛查，如果发现异常，则建议去产前诊断机构进一步确诊。

　　有时超声检查还会发现一些胎儿非特异性的微小结构异常，称为超声软指标异常。大部分为一过性存在，随孕周增加或出生后消失，但两项以上同时存在的超声软指标异常，则提示胎儿染色体异常的风险性增加。在妊娠中期胎儿超声软指标包括：颈项部软组织增厚、心室内强回声、肾盂增宽、侧脑室增宽、脉络丛囊肿等。指标异常有可能与21-三体、18-三体及13-三体综合征等染色体异常相关。

1. 颈项部软组织增厚

　　颈项部软组织增厚是比较敏感的软指标之一，一般孕中期以6mm为界值。水肿胎儿和颈后淋巴囊肿胎儿亦可出现颈项部软组织增厚。如果妊娠早期胎儿颈项透明带厚度正常，一般不会出现妊娠中期颈项部软组织增厚。

2. 胎儿心室内强回声

　　一般认为是心脏乳头肌或心室内出现的微小钙化灶，可单发也可多发，左心室多见，发生率为 1.5%—4%，随孕周增加逐渐减弱，最迟在 1 岁内消失。一般属正常变异且亚洲人多见。

3. 肾盂增宽

肾盂增宽诊断标准：中孕期胎儿肾盂前后径 4—7mm 为轻度，8—10mm 为中度，≥ 10mm 为重度；晚孕期 7—9mm 为轻度，10—15mm 为中度，≥ 15mm 为重度。并且需要关注肾盏（包括肾大盏和肾小盏）以及输尿管是否扩张。

4. 侧脑室增宽

侧脑室是脑脊液流过的通道，侧脑室宽度一般会在胎头横切面（侧脑室平面）测量，正常值 <10mm。如果侧脑室增宽，应注意有无脑室系统梗阻或胼胝体发育异常。

5. 脉络丛囊肿

脉络膜位于侧脑室、第三脑室、第四脑室，是产生脑脊液的场所。囊肿位于脉络丛内，可以单发，也可以多发；可以位于一侧脉络丛，也可以出现在双侧脉络丛内。脉络丛囊肿在妊娠 5 个月前可能为生理性的，可以自然消失。持续存在者或合并其他结构异常或超声软指标时需要重视。

6. 单脐动脉

正常脐带内含有两条脐动脉和一条脐静脉。如果只有一条脐动脉和一条脐静脉，称为单脐动脉。胎儿可能正常，也可能合并心脏畸形等。

7. 肠管强回声

肠管强回声是指胎儿肠管回声增强，其强度接近或高于骨回声，常见于中孕期胎儿的小肠和晚孕期胎儿的结肠。可能与染色体异常、消化道畸形、肠梗阻等有关。

8. 股骨短小

长骨短被认为是染色体异常的特征之一。如果测量股骨小于相应孕周的第五百分位数而其他生长指数正常，需高度重视。中晚孕期股骨短还可见于软骨发育不良、胎儿生长受限等。

总之，所有超声软指标的研究都发现，当单一软指标存在时，其预测染色体异常的价值并不是特别大，因此准妈妈们无须过于紧张。

孕期心理健康

有人说，女人是一天的公主，十个月的皇后，一生的辛苦。随着早孕试纸上两道杠的缓缓出现，有多少准妈妈意识到，十分钟的时间，提示着未来一生角色的改变。那么，以下几种气质类型，哪种更像怀孕后的您呢？

"林黛玉"：委屈老多了，三天两头哭鼻子，哭哭更健康。

"祥林嫂"：担心全世界，见谁都得说，天天碎碎念。

"李莫愁"：本来挺随和的人儿，怎么一言不合就想打一架呢？

如果以上这些都不适合您，没关系，去问问身边的人，老公、爹妈、闺蜜，如果他们点评您和这些角色不沾边，那么恭喜您，可能暂时您还没有情绪问题。不过，也请仔细读完后面的文字，因为孕期情绪问题离我们一点都不遥远，就在身边。

1.我"矫情"，我"有理"

多数准妈妈在孕期及产后都经历了情绪的波动变化，这主要是由于女性在孕期多种激素在体内骤然升高，而在产后又会骤然下降引起的，好像坐过山车。在美国，人们一直把这种跟怀孕、分娩有关的"矫情"

叫作"baby blue"。直到近些年，"围产期情绪障碍"这个概念才逐渐走入人们的视线。

准确的说，"围产期情绪障碍"包括孕期和产后 1 年内所有的情绪异常，其中最主要的就是焦虑和抑郁。随着社会发展，产后焦虑和抑郁已经逐渐被大家所重视（详见产后抑郁章节），但是准妈妈们的心理健康问题仍然被多数人所忽视。很多孕妈被低落和焦躁的情绪困扰，即便意识到自己出现了情绪问题，也羞于向任何人吐露，最后雪上加霜，造成可怕的后果。

研究表明，在欧美国家，每 7 个女性中就有一个被围产期焦虑抑郁影响，而在发展中国家，这个比例更高，达到五分之一甚至四分之一。这个比例可比妊娠期高血压、糖尿病、甲状腺疾病等发生率要高得多呦！

所以准妈妈们在关注 B 超、糖耐量结果的时候，别忘了关注自己的心理健康，同时别忘了跟最亲的人大声说一句：我"矫情"，我"有理"。

2."卜算子"：我容易抑郁吗？

虽然每个女性孕期都受到激素水平波动的影响，但是这种影响因每个人自身体质而不同，也和遗传、家庭、社会等多种因素有关系。

研究表明，与孕期抑郁有关的主要因素可能包括：孕前焦虑抑郁病史、生活压力、社会支持低、意外妊娠、医疗保险问题、家庭暴力、低收入、低学历、吸烟、单身、婚姻质量等。如果有上述情况的话，要更加关注自己的心理健康。尤其是既往有焦虑抑郁病史的孕妈，在孕期复发或者加重的概率比较高，一定要提高警惕，多给自己和家人爱的"抱抱"。

3. 抑郁晴雨表：今天，您抑郁了吗？

看到这儿，恐怕每个孕妈都要因恐惧抑郁而抑郁了吧？怀孕压力这么大，有点情绪不可怕。抑郁，也是有标准的。爱丁堡产后抑郁量表被认为是国际上最简单可行且有效的自测方法，它对于孕期同样有效。请花上 5 分钟的时间，给自己打个分吧，可不要跟自己说谎呦！

（以下的各题中，请根据您最近 1 周的情况打分）

从不 = 几乎没有；

偶尔 =25% 的时间有；

经常 = 大于 50% 的时间有；

总是 = 大于 80% 的时间有。

我能看到事物有趣的一面，并笑得开心

从不（3） 偶尔（2） 经常（1） 总是（0）

我欣然期待未来的一切

从不（3） 偶尔（2） 经常（1） 总是（0）

当事情出错时，我会不必要地责备自己和担心

从不（0） 偶尔（1） 经常（2） 总是（3）

我无缘无故感到焦虑和担心

从不（0） 偶尔（1） 经常（2） 总是（3）

我无缘无故感到害怕和惊慌

从不（0） 偶尔（1） 经常（2） 总是（3）

很多事情冲着我来，使我透不过气

从不（0） 偶尔（1） 经常（2） 总是（3）

我很不开心，以致失眠

从不（0） 偶尔（1） 经常（2） 总是（3）

我感到难过和悲伤

从不（0） 偶尔（1） 经常（2） 总是（3）

我不开心到哭

从不（0） 偶尔（1） 经常（2） 总是（3）

我想过要伤害自己

从不（0） 偶尔（1） 经常（2） 总是（3）

请把括号里面的分值相加，如果总分大于 9 分，那么就需要注意调整了；如果大于 12 分，建议在家人陪同下接受专科咨询治疗。

4. 中招了：我该怎么办？

爱丁堡产后抑郁量表只是一个筛查工具，大于 9 分，只能提示您可能存在问题，而且只反映您 1 周内的状况，可不是审判书！低于 9 分，也不要掉以轻心，因为它也不是一个绝对标准，如果总是情绪低落、心情不好、难以排遣，还是建议找专业人士咨询吧。

目前，国际上推荐孕期焦虑抑郁的主要治疗方法还是以非药物为主。放松一下，调整心情，勇敢地说出来，一句话：天上飘着五个字——"这都不是事"，像感冒发烧一样，让它该过去就过去吧！

特别要提醒的是，对于孕前有明确诊断抑郁症或者焦虑症等情绪问题的准妈妈，孕期一定要在心理专科随诊；孕前需要服药控制病情的，一定不要擅自停药，要在专科医生指导下调整剂量或者更换药物种类，因为擅自停药的后果可能比药物本身严重得多。

最后，请把这些知识传递给身边爱您关心您的每一个人，多一点了解，多一点关爱，多一点心理健康。

孕期感冒了怎么办？

　　秋冬季是感冒的高发季节，准妈妈们一不小心就很容易中招，要是发烧了更容易引起全家人的恐慌。很多准妈妈误认为流感和平时的普通感冒是一回事儿，想着扛一扛就过去了，却没想到病情越来越重，到医院就诊后拿着医生开的各种药物，却因为顾忌肚子里的宝宝受到影响而不敢服用，实在是很纠结。下面我们就谈一谈孕期流感和普通感冒的区别及应对措施。

1. 孕期感冒的处理

　　感冒是由鼻病毒等多种病原体所引起的，一般症状包括咳嗽、打喷嚏、流鼻涕、鼻塞等。如果确定是普通感冒，体温 <38.5℃，症状不是很重的情况下，准妈妈们可以不用太担心，暂时不需要去医院，减少交叉感染的风险，在家多喝水多休息，一般 7—10 天便可自愈。但如果体温持续 >38.5℃，自觉症状较重，准妈妈们就需要去医院了，因为持续高热会增加胎儿畸形、胎儿缺氧、胎死宫内的风险，需要及早就医用药。去医院时准妈妈们需要挂呼吸内科的号，而不是产科号哦！就诊时注意和医生说明自己是孕妇，请医生根据病情给予合适的治疗方案。

　　那么准妈妈们可以使用什么方法来缓解感冒不适呢？对于发烧的准妈妈来说，如果体温不超过 38.5℃，一般不需要使用退烧药，可以通过温水擦浴、冷毛巾湿敷、冰毯等方法物理降温；但如果体温高于

38.5℃，而且上述方法效果不佳时，可以使用对乙酰氨基酚退热治疗，这是目前最安全的孕期解热镇痛药物。对于流鼻涕、鼻塞的症状，准妈妈们可以用海盐水冲洗鼻腔，安全有效；复方感冒药（泰诺、白加黑等）含有伪麻黄碱，不建议准妈妈们服用。咳嗽较重的准妈妈需要多喝温开水，也可以吃冰糖炖雪梨，美味可口又润肺止咳。此外，感冒期间应多吃新鲜的蔬菜水果，少吃辛辣油腻的食物，帮助身体尽快恢复。

还有，感冒需要使用抗生素吗？感冒的病原体多为病毒，因此治疗无须应用抗生素，但如果合并了细菌感染，或者出现流脓涕、咳黄脓痰、听力下降、耳部疼痛等症状，考虑出现了肺炎、中耳炎、鼻窦炎等并发症，应在医生指导下规范使用抗生素治疗，常用的青霉素类和大多数头孢类药物在孕期应用都是相对安全的。

2. 孕期患流感的处理

流感是流行性感冒的简称，是由流行性感冒病毒引起的急性呼吸道传染病，它所造成的症状比普通感冒严重许多，如高烧、头痛、肌肉酸痛等等。孕妇是特殊人群，孕期如果感染流感病毒，并发症的发生率明显增加，比如发生严重的病毒性肺炎、支气管炎等；甚至有孕妇因为肺功能衰竭入住 ICU，九死一生。流感引起的高热还可能导致胎儿畸形、流产、中枢神经系统发育不全以及先天性心血管疾病等，被感染的胎儿月龄越小，出现的危害则越大。所以对于流感，准妈妈们要早防早治，出现高热、全身肌肉酸痛、虚弱衰竭等症状，要及时到医院做鼻拭子，行流感病毒核酸检查，诊断是否患有甲流、乙流。高热确诊流感的准妈妈，必要时需要住院治疗。世界卫生组织（WHO）推荐，对于确诊或疑似流感的孕妇，应在 48 小时内尽早服用抗病毒药物——奥司他韦，不必等待实验室检查结果。及早用药治疗可以有效减轻准妈妈们的流感症状，缩短病程，减少并发症的发生率。

3. 孕期应如何预防感冒或者流感呢？

（1）勤洗手，在公共场合接触过桌椅、门把手、开关等，要经常使用肥皂或洗手液洗手；回家后尽快认真洗手，防止把病毒带回家中。病从口入，预防比治疗更有效。

（2）保持环境清洁和通风，每天上下午各开窗通风 1 个小时，有利于空气流通，使家里的空气更为清新，但通风时应注意保暖。雾霾天气，不适宜开窗时，可使用空气净化器。

（3）尽量不去人群密集的场所，避免接触感冒或流感病人。

（4）咳嗽或打喷嚏时应用纸巾遮住口鼻，并尽快洗手，避免接触眼睛、口鼻。

（5）接种流感疫苗：流感疫苗分为流感病毒灭活疫苗和流感病毒减毒疫苗两种，在妊娠期或备孕时接种流感病毒灭活疫苗是安全的，一定要确认是灭活疫苗。值得注意的是，流感疫苗的保护期限通常为 6—12 个月，因此很早之前接种过的准妈妈们应该在流感高发季节来临前提前重新接种。同时，接种疫苗后也不能保证百分之百不会患流感，因此，平时生活中仍须注意预防。

对于感冒或者流感来说，孕期最重要的是做好预防，良好的生活习惯是对自己和宝宝最好的保护。一旦感冒症状较重、持续高热或者出现疑似流感症状，一定要尽快去医院就诊，按照医生的嘱咐按时吃药。希望所有的准妈妈们都能保护好自己和宝宝，平安度过整个孕期。

孕期性生活

妊娠能够改变生活中很多最简单的喜好，从"吃饭"到"啪啪"。妊娠的改变会让某些人"性趣"盎然，而有些人则相反。在妊娠早期，激素水平升高、孕吐以及疲倦感可能会让您了无"性趣"，而到了孕中期——妊娠蜜月期，激素的急升趋于平稳，疲倦和晨吐减轻，体内的激素也可能会让您充满激情，对性的期待也逐渐复苏。随着孕周的增加，这种感觉可能会因为肚子的一天天变大而在孕末期再次减弱。其实，您完全可以把这种感受告诉您的"他"，孕期也一样可以拥有这份无限的爱意的。

准妈妈虽然有了兴致，担心又来了。孕期可以"啪啪"吗？什么时间"啪啪"安全呢？医生认为，在正常妊娠中期，即孕4—7个月性生活被认为是安全和健康的。孕期性生活时，注意不要压迫或冲撞到腹部，可以采取男下女上的姿势或男性在上用手支撑起自己的身体。同时，动作要轻柔，不要粗暴、猛烈，以免造成损伤。

性高潮会引发小幅度的子宫收缩，腹部有一阵阵发硬的感觉，这只是子宫受到刺激引起的收缩现象，并非进入真正的临产状态，平躺休息后即会好转。但如果过于频繁的孕期性生活，会使子宫经常处于收缩状态，则可能有导致流产的风险，性生活以每周1—2次为宜。如果感到腰疼、腹部下坠等不适，就要停止。

需要强调的是，孕期性生活一定要注意清洁。由于妊娠时孕妇的阴道分泌物增加，对细菌的抵抗力也会减弱，易感染，造成流产、胎膜早破、早产等。所以平时要注意保持局部清洁，性交前应认真清洗外阴。丈夫也应采取同样的清洁措施，而且在性交时，手指不要进入阴道，以免引起感染。

提醒各位准妈妈

以下情况，不建议孕期有性生活：前置胎盘或低置胎盘的准妈妈，胎盘覆盖或者接近子宫颈口，性生活会导致出血。存在早产、流产的风险时，比如曾有流产、早产病史，或有腹痛发生时都最好不要有性生活。当阴道或宫颈有明显的炎症，性生活易造成上行感染，引起胎膜炎症、胎膜早破、宫内感染、早产等情况发生，也是不能进行性生活的。

如果由于医疗上的原因，医生建议您"不要性生活"，这也并不意味着"不要亲密"，交流是关键。准爸爸和准妈妈们在孕期中会第一次遇到：重新定义"性"，即性不必等于性高潮。尽管要克制"性趣"，但对彼此的爱意和欣赏要不断地保持与更新。

关于左侧睡

孕期充足的睡眠能够缓解准妈妈的疲劳，使体力和脑力均得到恢复。如果睡眠不足，则会引起身体免疫力下降而不能抵抗外界的细菌及病毒来袭，从而发生各种疾病。所以，睡眠对于准妈妈来讲是非常重要的。孕期怎么睡觉才更健康、更有利于胎儿的健康发育呢？

1. 不同妊娠时期的睡眠姿势

◎ 妊娠早期

在妊娠前 3 个月，胚胎正在成型，此时子宫会充血增大，但还没有长出盆腔，对于准妈妈来讲腹部还没有明显增大，这个时候对于睡姿没有明确的要求，只要准妈妈感觉舒适，哪种睡姿都是可以的。但是，最好不要趴着睡。

◎ 妊娠中期

在妊娠 4—7 个月这段时间，子宫增大长出盆腔，准妈妈会发现腹部开始隆起。随着孕周的增加，腹部越来越大，这时候，睡觉姿势就开始有一定讲究了。为了避免仰卧位时子宫对下腔静脉和腹主动脉的压迫，尽量不要仰卧位睡觉，要选择侧卧位。因子宫大多数情况下是右旋状态，建议孕妇选择左侧卧位。但这个阶段，子宫增大有限，睡觉姿势仍以准妈妈舒适为准，可以按照自己的习惯睡姿进行睡眠，用左右侧卧位进行交替。只有准妈妈自身感觉舒适，才能更有利于胎儿生长发育。

◎ **妊娠晚期**

孕 7 个月后妊娠晚期，子宫体积明显增大，容量明显增多，子宫重量明显增加。经过子宫的血流，每分钟可达 450—650ml，孕晚期是生理变化最显著的时期。若准妈妈睡觉时采取仰卧位，因为子宫对周围脏器压迫会感到胸闷、喘不过气。仰卧位时增大的子宫还会压迫腹主动脉，影响子宫动脉血流，造成供血不足，会导致胎儿缺氧。由于乙状结肠和直肠固定在盆腔的左后方，故妊娠子宫会有不同程度的右旋。仰卧位会使子宫对右侧输尿管产生压迫，导致右侧肾盂积水，严重时会导致肾盂肾炎。此外，准妈妈仰卧位时会压迫下腔静脉，迷走神经兴奋，使血压下降，造成妊娠仰卧位低血压综合征，还可能伴有头晕、恶心、呕吐等症状。因此，建议孕晚期的准妈妈在睡觉时以侧卧位为主，侧卧位时不适症状通常会消失。子宫大多数处于右旋状态，建议准妈妈们选择左侧卧位。

2. 左侧卧位姿势

孕晚期左侧卧位，并不是要左侧 90 度睡觉，也可在右侧腰腹部下方垫一些被褥或者靠枕等物品，向左稍作倾斜，通常 15—30 度即可，避免完全仰卧位。

那么，孕晚期准妈妈长时间保持左侧卧位一个姿势睡觉是不是会很痛苦呢？的确，长时间保持一个姿势睡觉也会产生劳累、烦躁及失眠等情况。准妈妈可根据自身实际情况来变换体位，左右侧卧位交替，以自己的舒适程度进行衡量。准妈妈在睡觉时避免仰卧位，正常翻身即可。

还有一部分准妈妈不适合左侧睡眠：如果准妈妈天生子宫左旋或合并有心脏疾病，左侧睡眠会加重子宫左旋的程度，或加重心脏负担，不宜左侧睡眠。如果发现此类情况，医生会给予提示。

3. 养成良好睡眠习惯

准妈妈要有早睡的好习惯，睡眠时间要比平时多 1—2 小时。充足良好的睡眠可以消除疲劳，增强身体免疫力。避免熬夜、蒙头睡，孕中晚期避免仰卧位睡眠，也不用长时间保持一个姿势睡觉。祝准妈妈们在孕期拥有一个良好的睡眠，保障母体和胎儿健康发育。

准妈妈
实用手册

PART 4

晚 孕 篇

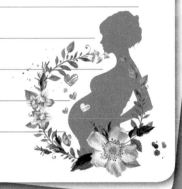

孕晚期常规产检

孕晚期是指孕满 28 周到分娩结束，随着宝宝一天天成熟长大，准妈妈越来越能感受到他（她）的成长带来的惊喜，心里充满了对见到宝宝的期待。这段时间里，准妈妈们要继续按时做正规的产前检查，以了解宝宝的生长发育情况以及监测宝宝在宫内的安危。

经历了孕早期和孕中期多次的产前检查，准妈妈已经很熟悉产检流程以及为自己检查的产科医生。那么到了孕晚期应该多久产检一次呢？孕晚期还有哪些特殊项目等着我们去检查呢？随着孕周逐渐增大，产检的频率会逐渐增加，下面就按照时间顺序来为大家介绍。

1. 孕 28 周至孕 32 周

在这 4 周的时间里，要求各位准妈妈每 2 周到医院产检 1 次。

产检时，要接受各项常规检查，包括：体重、体温、脉搏、呼吸、血压、产科医生的问诊、全身查体、产科专科检查（宫高、腹围、听胎心）、每 4 周要检查 1 次血尿常规。

除了每次产检的常规项目之外，在这段时间，还有一项重要的检查就是筛畸 B 超。（见第二次超声筛畸）

2. 孕 32 周至孕 36 周

在接下来的这 4 周时间里，准妈妈们还是每 2 周到医院产检 1 次。

除了每次产检的常规项目之外，孕 34 周还要进行 3 项重要的检查。

◎ 复查各项辅助检查

包括：生化全项、凝血功能、免疫检查（甲乙丙肝＋梅毒＋HIV）、心电图。因为随着妊娠的进展、宝宝逐渐长大，准妈妈各个脏器的负担也日益加重。另外，准妈妈在孕期还可能会感染其他疾病，因此，要复查这些化验以了解各个器官的功能有没有异常。临床上，有些准妈妈因为孕早期自己的化验结果是正常的，晚期就不愿再次做这些检查，这是有风险的。有一些好发于孕晚期的疾病，如：HELLP 综合征、妊娠期肝内胆汁淤积综合征、妊娠期急性脂肪肝等，有可能在准妈妈自己没有症状的情况下通过化验指标的异常被及时发现。同时，孕 34 周是准妈妈心脏负担最重的阶段之一，复查心电图也很重要。因此，应该遵从医生的安排，在孕 34 周再次完善各项检查以及时发现异常情况。

◎ 孕 34 周骨盆测量

细心的准妈妈已经发现在产检档案里有专门用来记录骨盆测量情况的表格。这是为了解准妈妈的骨盆条件设计的，孕 34 周产科医生要测量骨盆的各个径线，评估孕妇是否适合阴道试产。医生从阴道内做检查，检查结束后可能会有消毒液或者分泌物沾染到衣服上。建议检查骨盆的当日，准妈妈要穿适于穿脱的深色衣服就诊。

◎ B 族链球菌（GBS）筛查

孕 35—37 周之间，产科医生会从阴道和直肠留取分泌物做化验，这项检查是为了解准妈妈在孕期是否感染 B 族链球菌（GBS），以指导临产后是否应用抗生素预防宝宝发生 GBS 感染。

3. 孕 36 周至孕 40 周（预产期）

孕 36 周之后，准妈妈们的产检将会更加频繁，要每周进行 1 次产检。除了每次产检的常规项目之外，这段时间需要做的检查还有：

◎ **胎心监护**

从孕 36 周开始，准妈妈每周进行胎心监护的检查。正常情况下，做监护需要 20 分钟左右；如果 20 分钟监护不合格就需要延长到 40 分钟。胎心监护最好在餐后做，因为这个时候胎儿比较活跃，能够更好地反映出胎儿宫内情况。

◎ **产科 B 超**

孕晚期还需要定期做 B 超检查。通过 B 超来了解宝宝的生长发育速度以及胎盘、脐带和羊水有没有异常。一般情况下，孕 36 周以后做 B 超的频率是 1—2 周 1 次。

◎ **分娩鉴定**

孕 37 周之后，医生还会复测骨盆各个径线、预测胎儿体重，根据准妈妈的病史，如：是否合并妊娠期并发症及严重程度、是否瘢痕子宫、是否存在胎位异常等等，由高年医生评估是否可以阴道试产。

4. 孕 40 周（预产期）之后

过了预产期还没有分娩，准妈妈要每 3 天检查 1 次。每次都要进行常规项目以及 B 超和胎心监护的检查。如果孕 41 周还没有分娩迹象，医生可要"加油"了——根据评估情况住院实施引产。

　　以上的产检流程是没有妊娠期合并症、妊娠期并发症的准妈妈要检查的步骤。事实上，在孕期任何孕周，如果准妈妈出现了特殊情况，比如血压升高、血糖升高、胎动减少、胎膜早破、阴道大量出血等情况，都要及时来院就诊，甚至入院治疗。

第二次筛畸 B 超

孕晚期第二次超声筛畸检查是一项非常重要的检查内容。孕晚期，胎儿进入了快速生长发育的阶段。即使在孕 22—24 周第一次筛畸 B 超未发现任何异常的情况下，随着孕周增加，胎宝宝可能会逐渐出现器官形态的异常，需要在孕晚期进行第二次筛畸 B 超检查。通常我们将第二次筛畸 B 超检查安排在孕 28—32 周进行。

1. 第二次筛畸 B 超检查的必要性

（1）进一步排查胎宝宝的某些异常。第二次筛畸 B 超会对胎宝宝各个系统的结构进行逐一检查，以及时发现胎儿结构异常，比如脑积水、消化系统、泌尿系统以及心脏系统等的异常。尽量争取更多的时间让胎宝宝在子宫内发育成熟。

（2）密切监测胎宝宝的健康状况，尤其是胎宝宝在宫内的发育是否与孕周相符。第二次筛畸 B 超还会对胎宝宝的脐血流、胎盘脐带以及羊水情况进行逐一排查，从而判断胎宝宝在宫内是否安好，是否存在发育异常或缺氧等情况。

（3）对于有妊娠期并发症的准妈妈，第二次筛畸 B 超就更有意义了。比如有合并妊娠期糖尿病、妊娠期高血压疾病、单脐动脉的准妈妈更要注意胎儿在宫内的生长发育情况，了解是否新出现了胎儿结构的异常。另外，有早产病史的准妈妈在第二次筛畸 B 超时会进行宫颈长度、宫口形态的监测；瘢痕子宫的准妈妈在第二次筛畸 B 超检查时进行子宫下段肌层连续性的监测都是非常重要的。

2. 第二次筛畸 B 超检查的内容

　　胎宝宝生长状况：胎宝宝进入妊娠中晚期后进入快速生长发育阶段。第二次筛畸 B 超会常规监测胎宝宝的各项生长指数，比如：双顶径、头围、腹围、股骨长度等，从而了解胎儿在宫内的生长速度，及时发现子宫内生长受限的胎宝宝，并积极加以纠正。

　　胎盘位置与构造：了解胎盘的成熟程度、胎盘的位置。尤其是之前超声提示胎盘低置状态的准妈妈，随着孕周和子宫的增大，胎盘的位置会随之改变，孕晚期才能够判定胎盘位置是否正常。

　　羊水量多少：足够的羊水量是胎儿正常生长发育的必要条件，孕晚期检查出羊水量过多或过少，都有可能是胎宝宝异常的一种警告讯息。要进一步查找原因，必要时积极治疗。

　　胎宝宝是否安全：胎儿在宫内是否有缺氧的情况除了准妈妈要自数胎动以外，可以通过血流的检查来判断，包括脐血流、大脑中动脉血流等。如果胎儿有缺氧的情况，超声会出现脐血流阻力增大，大脑中动脉血流异常就是我们常说的"脑保护"的情况。

3. 超声检查与胎儿健康

　　有准妈妈问，第二次筛畸 B 超会不会对胎宝宝产生不良影响呢？不用担心，超声诊断技术应用于妇产科已有近 40 年历史，B 型超声波检查不仅在我国，在国外的孕期检查中也有广泛应用，不会对胎儿的健康有影响。从原理上讲，超出人耳听觉范围 20000 赫兹以上的声音我们叫作超声，超声属于声波传导，所以不会有电磁辐射、电离辐射，对人体组织和胎儿没有危害。有的孕妈说："B 超检查会提高人体组织温度，那胎儿被 B 超检查的时候会不会体温增高？"超声波聚集到一个部位又停留很久的话会产生热效应，在产检的几分钟里并不会有太大影响，而且医学上使用的 B 超是低强度的，胎儿又有准妈妈的肚皮、子宫壁、羊水等层层保护，所以准妈妈们不用担心！

数胎动的重要性

1. 胎动的重要性和计数方法

宝宝在准妈妈肚子里的活动被称为胎动，胎动是准妈妈的主观感觉，也是宝宝在准妈妈体内是否健康良好的凭证之一。准妈妈要想知道宝宝是否健康，每天认真数胎动是较好的办法。

有人形象地把胎动比作是胎宝宝健康的晴雨表。胎宝宝的肢体运动、吸吮动作甚至打嗝等都是胎动的表现之一。初次计数胎动还真没那么容易，每个宝宝都有自己的运动睡眠周期，只有摸清了宝宝的规律才好准确地计数胎动。

通常要求准妈妈在孕 28 周后常规每天早、中、晚各数一小时胎动，正常每小时 3—5 次，随着怀孕的周数增大，胎动会逐渐活跃，一般孕 28—32 周后胎动达到高峰，孕 38 周后胎动逐渐减少。有专家认为胎动的次数在孕 20 周时，每天有 200 多次，到了孕 32 周增加到每天 570 多次，之后随着胎宝宝的增大及体重增加，因子宫内的空间有限，促使宝宝在羊水中可活动的区域减少、胎动受限，相应的胎动也随之减少，到孕足月时胎动每天约有 280 次。一旦准妈妈感觉到胎动规律突然发生了剧烈变化，胎动明显增多或减少、胎动的幅度明显地减弱时，一定要提高警惕，这可能提示胎儿有宫内缺氧，应立即到医院就诊。尤其是现在二孩政策开放后，高危准妈妈不断增多，孕晚期数胎动的重要性更是不言而喻。

2. 自我监护胎动的手段

准妈妈应如何判断胎动是否正常呢？在这里介绍几种简单有效的手段来自我监护。

（1）准妈妈可取卧位或坐位，保持思想集中，2 小时内胎动 < 6 次或胎动次数较前减少 50% 以上，提示有胎儿缺氧的可能。

（2）准妈妈明显感到胎动突然急剧增加、幅度也增大，与往常大不相同，应视为胎动异常，或者准妈妈先感知到胎动比平时明显增多，而后又明显减少，也应视为胎动异常。

（3）通常胎宝宝静止不动的时间最长不会超过 75 分钟。所以准妈妈如果觉得胎宝宝不动的时间超过一个半小时以上的话，可以吃点东西、摸摸肚皮、声音刺激一下，看胎宝宝是否有反应。一旦出现以上胎动异常的情况，应立即去医院检查。

当然，胎动毕竟是一种主观感觉，每个宝宝胎动的强弱和次数差异都非常大，也受到准妈妈对胎动的敏感度、羊水量、腹壁厚度、所服用药物、情绪等方面的影响。此外，在安静、注意力集中的情况下，或晚间夜深人静入睡前或侧卧使腹壁肌肉相对松弛的情况下，准妈妈能感觉到比平时更多的胎动。胎宝宝在睡着时，胎动次数会有所减少；胎宝宝醒着时，胎动次数自然会增多。准妈妈在数胎动时，应充分考虑到这些因素的影响，才能客观地评价胎动正常与否。准妈妈可在自数一段时间胎动后得出一个规律或者常数，以后便可以此为标准，自我监测胎宝宝在体内的安危。

 需要提醒准妈妈的一点：

目前不少准妈妈自己购买了胎心听诊仪，用来每日听听胎心，觉得听到胎心就说明宝宝安好。这其实是一个误区，胎心听诊只表明听胎心的那一刻胎心正常，并不能描记出胎心曲线、不能评估宝宝的潜在风险，不建议在胎动不好时使用。感觉胎动异常一定要及时就诊，否则有可能延误病情。

孕期营养

从孕中期开始，宝宝的状态不再像小金鱼那样小小的，快乐地吐着泡泡。孕 13 周的小宝宝约 20 多克，而孕末期宝宝的增重每周就可达 200 余克，器官在成熟、功能在完善，努力地生长发育，以适应新的世界；准妈妈的子宫、乳腺等发育也相应加快，同时，累积一定量的脂肪为母乳喂养做准备。这一切意味着新的体重增长、新的饮食结构和新的食物量。

1. 孕晚期体重管理

0.5kg/w、0.4kg/w、0.3kg/w、0.2kg/w 分别是消瘦、正常、超重、肥胖准妈妈中晚期推荐的每周平均增重。

显然，随着孕周的增加，宝宝的生长速度逐渐加快，宝宝的小房子——子宫也在增大，小房子的重量由孕前 50g 到足月时重量可达 1000g，准妈妈的血容量到孕 32—34 周时可增加 30%—45%，平均增加 1500ml。因此，准妈妈的体重也逐渐增加，并不是一成不变的。来吧，让我们美好的一天从测量体重开始。

推荐：孕中期始，准妈妈每周测量体重，若能养成每天起来就测体重的习惯就更好了。根据体重增长速度调整能量摄入和身体活动水平。

当体重增长明显缓慢，需要产科医生经过相关病史及孕期检查排除胎儿自身发育异常及母体胃肠道疾病及相关并发症，如：严重的高血压疾病或妊娠期糖尿病膳食控制得过于严格等。营养干预措施主要包括适当的营养支持，保证充足的膳食营养摄入；若食欲差进食有困难，可通过少量多餐增加食物的总摄入量，主食应不少于5—6两，粗细粮搭配；并通过增加肉、蛋、奶等富含蛋白质的食物以保证足够的优质蛋白摄入；补充充足的新鲜蔬菜和水果。改变挑食、偏食、素食的饮食习惯。如无改善或摄入困难，需要就医，必要时考虑给予特殊医用营养品来增加能量密度来保证足够的能量摄入或进行静脉营养输液治疗。若运动过多则需减少运动量，减少活动降低能量的消耗。

体重增加较快者要重视通过饮食结构调整及适量的运动来控制体重。饮食应在保证胎儿正常生长发育所需的蛋白质、维生素等情况下，适当控制能量摄入，限制高脂肪、高糖食物的摄入，包括各种油炸食品如油饼、油条，蛋糕、巧克力派、老婆饼等各类甜点及碳酸饮料等。特别应强调不要过多补充水果（水果每天1—2份即可，相当于200g的苹果1—2个；核桃等坚果也含有很高的能量，也不要吃得太多，每天平均2个即可），同时要降低外出就餐次数。饮食控制可参考孕期体重指数过高者的饮食指导，严格控制体重增长，以每周增加小于0.4kg为宜。在饮食控制的基础上，对于无早产征兆者可通过适当增加活动消耗能量，建议每餐后可散步半小时至1小时，强度以心率增快、达到最大心率的50%—70%为宜（最大心率计算公式=220-年龄），主观上稍感到疲劳，但休息一会儿（10分钟左右）能恢复即可。运动方式：快步走、游泳、孕妇体操、瑜伽及固定脚踏车等，此外，做家务活也是一个不错的运动形式，做一个勤快的准妈妈有利于体重控制。运动一定要结合自身情况，循序渐进，量力而行，切不可操之过急；运动过度可能引发宫缩，会增加早产的危险哦。

2. 如何安排孕中 / 晚期膳食呢？

准妈妈应该吃多少呢？即使是面对这个问题十余年的医生，也难以快速准确地回答。因为每一位准妈妈都不相同，生活、饮食、运动情况更是千差万别。

对于一般孕妇（孕前不胖不瘦、体重正常）而言，目前最权威的参考当然是中国妇女平衡膳食宝塔，按照推荐饮食就基本可以满足准妈妈、宝宝对碳水化合物、蛋白质、脂肪、膳食纤维、矿物质、维生素等的需求；缺点在于无法对每个孕妇提供个性化的推荐，建议准妈妈在宝塔的基础上特别重视总量控制，同时尽量拓宽食物品种，做到种类丰富，此外还要重视各类食物的比例，这三个方面做到，基本就达到膳食平衡了。再注意能每天平均保证至少半小时的运动，坚持监测体重，再根据体重变化注意加减食物及调整运动量，能做到这几点，体重控制就不再是大问题了。

膳食宝塔孕中 / 晚期一天食物建议量：**谷薯类 275—325g/300—350g，其中全谷物和杂豆 75—100g，薯类 75—100g；蔬菜类 300—500g，每周至少一次海藻类蔬菜；水果类 200—400g；鱼禽肉蛋类 150—200g/200—250g，其中瘦畜禽肉 50—75g/75—100g，鱼虾类 50—75g/75—100g，蛋类 50g；大豆 20g，坚果 10g；奶类 300—500g；油 25—30g，加碘食盐 <6g。注意：这里的食物量均是指生重哦！**

孕期便秘怎么办？

便秘是孕妈们在孕期最常见的小烦恼。由于妊娠分泌大量的孕激素，引起胃肠道肌张力减弱、肠蠕动减慢，加上活动量少、蛋白质食物摄入多等原因，容易导致孕妈们便秘。便秘使孕妈们腹胀、腹痛，进而胃口不好、胃胀、胸闷。长期的排便不畅甚至会导致痔疮和便血。严重者可能会导致肠梗阻，并发早产，危及母婴安危，千万别小瞧便秘。如何改善孕期便秘症状呢？

1.调整膳食结构

怀孕后需要补充富含大量蛋白质的食品，但过于精细的饮食却会"好心办坏事"，更加造成孕妈们的便秘困扰。因此，要多食含纤维素多的蔬菜、水果和粗杂粮，适当补充含脂肪酸较多的食物，如各种坚果和植物种子等，这些食物可以促进肠道蠕动，有助于改善便秘。

比如黄豆的营养价值很高，又被称为"豆中之王""田中之肉"，它含有非常优质的蛋白质和丰富的膳食纤维，有利于胎儿的发育，并促进孕妇的新陈代谢。同时，丰富优质的膳食纤维能通肠利便，利于改善孕妇便秘。而芋头富含营养，是一种很好的碱性食物，有保护消化系统、增强免疫功能的作用。准妈妈常吃芋头，可以促进肠胃蠕动，帮助母体吸收和消化蛋白质等营养物质，还能清除血管壁上的脂肪沉淀物，对孕期便秘、肥胖等都有很好的食疗作用。

2. 大口饮水

每天起床后空腹喝一杯淡盐水或蜂蜜水，有刺激肠蠕动的作用。可以每天在固定的时间里饮水，要大口大口地饮，使水尽快到达结肠，而不是很快被肠道吸收到血液。这样，就可使粪便变得松软，容易排出体外。

3. 告别懒惰、加强运动

一些孕妈怀孕后，唯恐活动会伤了胎气，加上家人的特别"关照"，往往活动减少，整天坐着、躺着，会使得蠕动本已减少的胃肠对食物的消化能力下降，加重腹胀和便秘的发生。而适量的运动可以增强孕妈的腹肌收缩力，促进肠道蠕动能力，预防或减轻便秘。因此，孕妈即使在身体日益沉重时，也应该做一些身体力所能及的运动，如散步、瑜伽、游泳、适当的轻家务劳动等，每周至少3—5天坚持锻炼30分钟左右，以增加肠道的排便动力。

4. 养成排便习惯

养成每日定时排便的习惯。结肠活动在晨醒或餐后最为活跃，建议在晨起或早餐后2小时排便，排便时集中精力，排便时不要阅读书报或看手机，养成专心排便的好习惯，切忌忍着不排便，一有便意就要去厕所排便。

5. 保持心情轻松

中医认为情志不调，如紧张、压力大、焦虑等都会导致气机失常，以致肠道的腑气不通而发生便秘或欲便不出。因此，准妈妈们要避免疲劳，保持身心愉悦，情绪不佳时通过欣赏音乐、看看书刊和漂亮宝贝的图片、想象宝贝可爱的模样等，来转移注意力以保持白己良好的精神状态。

 特别要注意的是：

　　孕妈们是不能擅自用开塞露等"便秘神器"帮助排便的，它们会增加流产和早产的潜在风险。如便秘严重，孕妈们不要害羞，请放心大胆地咨询您的产科医生，我们会选择安全药物给予治疗，助力孕妈与宝宝的健康与安全。

孕期腿肿了正常吗？

多数准妈妈在怀孕期间，都会出现腿脚浮肿的现象。妊娠期水肿是由于血管内的液体成分渗出血管，积聚在组织间隙中造成的。准妈妈增大的子宫对下肢的压力增加，进而压迫到静脉回流，所以，静脉回流不好的孕妇，较易出现下肢水肿现象。一般来说，孕期水肿容易发生在孕晚期 28 周以后，孕 36 周后更明显。

1. 妊娠期水肿有什么表现呢？

首先，准妈妈会感到手脚肿胀，握拳困难，短时间内体重增加较多。水肿加重后，用手指对肿起部位按压下去后，皮肤会明显地凹下去，而不会很快地恢复，在小腿前面的胫骨按压比较准确。孕期水肿通常最先出现在人体最低部位——足踝部，最初休息后有减轻。水肿加重后，会逐渐向上蔓延至小腿、大腿及腹壁，严重者甚至出现全身水肿。水肿部位可随体位而改变，半坐、卧位时腰骶部及阴唇明显。有的准妈妈无明显水肿，但每周体重增加超过 500g，可能是隐性水肿。妊娠期水肿分为生理性水肿和病理性水肿两类。

2. 妊娠期水肿的分类

◎ **生理性水肿**

主要是由于子宫压迫造成，一般多发生在下肢足踝部或膝盖以下处，通常孕妇在早晨起床时并不会有明显症状，但在经过白天久站后，晚上睡觉前，水肿症状就会比较明显。经过一夜休息，就会明显减轻。准妈妈表现为：血压在正常范围内，产检时尿常规没有尿蛋白。由于生理性水肿不会对胎儿造成不良影响，产后水肿会消失，所以无须治疗。

准妈妈注意保证充足的休息和睡眠时间，不能过于紧张和劳累。每餐后最好休息半小时，午睡 1 小时，每晚应睡 8—9 小时。如果上班地点没有条件躺下休息，可以在午饭后将腿抬高放在椅子上，采取半坐卧位。孕妇要穿着舒适，不要穿紧身的衣物，以免影响血液回流。孕妇还要防止情绪激动并避免较长时间的久坐、行走或体力劳动。

◎ 病理性水肿

多由疾病造成，例如妊娠期高血压疾病、肾脏病、心脏病或其他肝脏方面的疾病等。这些疾病不仅会对准妈妈的身体造成不同程度的影响，对胎儿的健康也会有危害。病理性水肿可发生在下肢部位、双手、脸部、腹部等，甚至会出现胸水腹水。如果用手按压皮肤时，皮肤多会呈现下陷、没有弹性、肤色暗蓝等现象，且体重激增，这时准妈妈须及时就医，寻求医生帮助，查血压、尿常规等。若出现高血压、蛋白尿等症状时，则是患了妊娠期高血压疾病，须住院进行积极的治疗。

胎心监护

到了孕晚期，准妈妈要做胎心监护的检测。

1. 什么是胎心监护？

很多准妈妈都会有这样一个疑问："为什么孕晚期要做胎心监护啊？不就是听胎心吗？在家都能感受到宝宝的胎动，家里也有听胎心的小仪器，就不用去做胎心监护了吧？"这种想法是不对的。胎心监护是孕晚期一种重要的产检方式，胎心监护仪通过信号描记宝宝胎心率在一段时间的情况所形成的曲线，可以了解胎动或宫缩时胎心的反应，用来判断宝宝在宫内的状况是否是反应良好的、是否是安全的。

2. 什么时候开始做胎心监护？

孕期产检一切正常的准妈妈，通常从怀孕第 36 周开始每周做一次胎心监护。如果准妈妈在产检过程中有异常情况（比如有妊娠期高血压、妊娠期糖尿病、羊水过少或过多、脐血流异常等情况），可根据情况提前做胎心监护或增加做胎心监护的次数。如果准妈妈过了预产期还没有分娩，则需要每 3 天做一次胎心监护直至宝宝出生。妊娠满 28 周以后，准妈妈们在家自我感觉胎动异常，就是指如果一个原本活泼的宝宝突然安静，不怎么爱动了；或者原本安静的宝宝突然变得非常躁动，这都提示宝宝可能出现宫内缺氧的情况，需要及时到医院做胎心监护。有条件的准妈妈可以选择租用远程胎心监护仪，在家自己操作进行胎心监护，随时随地观察宫内宝宝健康状况，更加方便、快捷，但须谨记，做完胎心监护后要及时上传胎心监护图，让医生判读，随时发现宝宝有无异常情况。

3. 如何做胎心监护？

在医院做胎心监护时，准妈妈可以在胎动较好的时候进行。采取坐位或半卧位并露出腹部，护士会把两个探头用弹力绑带固定好，胎心探头放准妈妈腹部听胎心位置，宫缩探头放在宫底位置测量宫腔压力。每次胎心监护时间不少于 20 分钟，若 20 分钟内感觉有两次以上胎动，且胎动时伴随宝宝的胎心率加快大于 15 次 / 分钟，持续时间大于 15 秒，则为正常胎心监护；有些宝宝在做胎心监护的时候可能睡着了，20 分钟内宝宝没有动，胎心监护可延长至 40 分钟，若 40 分钟内宝宝仍没有动、胎心监护仍不合格，大夫会要求准妈妈当天过 4 小时以上在胎动比较好的时候再复查一次胎心监护，所以准妈妈不要太着急，有时候情绪紧张或焦虑也会影响宝宝的胎动。

4. 胎心监护怎样做才能一次过关？

有很多准妈妈做胎心监护时不是一次就能通过，需要过一段时间再复查。一次胎心监护不过并不一定意味着宝宝出现问题，大部分情况只是宝宝睡着了而已。

下面介绍几个小技巧：（1）准妈妈在日常生活中要注意观察并记录宝宝的胎动，宝宝每天的胎动都有一定的规律（比如有的宝宝喜欢上午动，有的下午比较爱动，甚至有些调皮的宝宝可能半夜1—2点比较爱动），准妈妈可以选择在宝宝动的活跃的时间去做胎心监护。（2）做胎心监护前可以吃点东西，大部分宝宝在准妈妈吃饭后会动得比较活跃，如果不吃东西直接去做胎心监护，准妈妈很有可能会发生低血糖，导致胎心监护不过关。（3）如果做胎心监护时宝宝睡着了，准妈妈可以通过轻拍肚皮、和宝宝轻轻交流、听听音乐、换个姿势等方式唤醒宝宝。（4）准妈妈在做胎心监护时放松心情，选择一个让自己比较舒服的姿势，不要过度紧张，因为准妈妈的情绪很容易传递给宝宝。

5. 胎心监护怎么看？

一张胎心监护图上有两条曲线：上面一条是宝宝的胎心率曲线，下面的一条是宫腔压力曲线。胎心率曲线是一条波形的直线，正常情况下胎心率波动在 110—160 次 / 分钟之间（胎心监护图上蓝色区域）。在没有胎动的情况下，宝宝的心率也不是一成不变的，因此宝宝的胎心率基线不是一条光滑平直的直线，而是带有上下波动的小锯齿样的波形。当宝宝胎动时胎心率可上升，出现一个向上突起的曲线，胎动结束后胎心率会慢慢下降回到基线水平，就像我们成人跑完 100 米时心率会加快，休息后心率会下降到原来水平一样，这种心率变化是宝宝宫内状况良好的一种表现。但是当宝宝胎动时，宝宝的心率没有上升反而下降，胎心率在胎心监护图上表现为连续下降的一段曲线，则提示有宝宝宫内缺氧的可能，就要及时就诊。

需要强调的一点：

胎心监护图形看似简单，却纷繁复杂，需要产科医生亲自识图。因此每次您做完胎心监护，一定要及时拿给产科医生判断结果，确定没有问题才可以放心，避免未能及时发现宝宝的异常状况。对于胎心监护一次不过关需要复查的准妈妈，也要及时按医生要求进行复查，之后再次判读结果，以保证宝宝的安全。

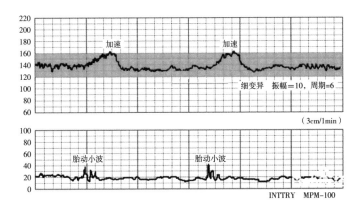

孕期不可不知的 B 族链球菌

很多准妈妈对妊娠期高血糖、唐氏筛查高风险、B 超排畸都耳熟能详，但对于 B 族链球菌，了解的人可能并不多。

1. 什么是 B 族链球菌（GBS）?

GBS 正常寄居于妇女阴道和肠道，带菌率达 10%—30%，一般不会致病，而且不能通过性传播感染。健康人鼻咽部也携带此菌，它是一种条件致病菌，一般健康人群感染 GBS 并不致病，可偶尔诱发尿道炎或阴道炎。调查发现感染 GBS 的准妈妈们，有 40%—70% 在分娩过程中可能会传染给新生儿。

2. GBS 对准妈妈和宝宝有哪些影响?

GBS 虽说是条件致病菌，但与胎膜早破、早产、宫内感染、产褥感染、死胎等都有关系。GBS 对绒毛膜的吸附及穿透力最强，因而危害也最大。孕晚期携带 GBS 是新生儿早发性感染的主要危险因素之一。准妈妈 GBS 感染传播给宝宝主要发生在分娩或羊膜破裂时。准妈妈感染 GBS，新生儿接触有 GBS 的产道，可吞进和吸入细菌，也有可能宫内感染吸入感染性羊水，导致皮肤或黏膜携带 GBS。如果新生儿感染了 GBS，有 1%—3% 会出现早期侵入性感染，出现呼吸费力、喝奶量减少、呕吐、嗜睡、不安、体温异常等，引起败血症、脑膜炎、肺炎等，其中有 4%—6% 会导致死亡。还会出现运动发育落后、癫痫发作等神经系统后遗症，听力、视力出现问题。虽然感染率极低，但是后果很严重。

3. 哪些人需要做产前 GBS 筛查？

基于 GBS 感染引起准妈妈和新生儿相关症状、疾病的严峻性，所有妊娠期妇女、未满孕 37 周的早破水、胎膜破裂超过 18 小时、体温高于 38℃以及前次妊娠 GBS 阳性者，都建议行 GBS 筛查。

4. 什么时候最适宜做 GBS 筛查呢？

有准妈妈着急问进行这项检查在什么孕周合适。其实 GBS 在妊娠早中期尚不能直接侵入宝宝的水晶宫（羊膜囊）造成羊水感染，无须过早干预，宜在孕 35—37 周取标本进行 GBS 筛查，这也是我们医院的必查项目，准妈妈不必担心会错过这项检查。医生会使用无菌棉棒，采集准妈妈阴道和直肠的分泌物，送到实验室进行检测。

5. 怎样预防 GBS 阳性对妈妈和宝宝的危害？

虽然听起来 GBS 感染给宝宝非常可怕，GBS 筛查阳性的准妈妈们也无须太过紧张。GBS 筛查阳性只是说明准妈妈携带这种病菌，但并不是致病。通过医学的预防手段是可以阻止病菌传染给宝宝的。GBS 筛查阳性的准妈妈在规律宫缩或早破水阴道流液时尽早使用抗生素进行预防，就可以大大减少新生儿被感染的风险。通常首选青霉素治疗，如果青霉素过敏，可换用头孢菌素或克林霉素治疗。按照 GBS 感染的处理原则，抗生素规律使用直到分娩。宝宝出生后新生儿科医生会仔细观察宝宝生后的状态及感染的体征，包括宝宝的精神状态，喂养、体温、心率和呼吸频率等，及时发现问题并给予处理。

6. 我还能母乳喂养吗？

GBS 筛查阳性的准妈妈母乳喂养是安全的，母乳喂养并不会增加感染 GBS 的风险，而且可以防止很多其他的感染。

分娩体验

熬过了"忐忑不安"的早孕期,"焦虑紧张"的中孕期,"患得患失"的晚孕期,终于要面对分娩了,相信每位准妈妈都有点紧张焦虑,心中都会产生相应的疑问:我能不能顺产呢?生孩子有没有技巧、经验可以学习一下呢?现在二孩开放,二胎准妈妈也随之增多,很多头胎准妈妈表示羡慕,都生第二个了,肯定有经验,胸有成竹了,可是二胎妈妈表示同样很无助,因为第一胎生孩子那些事基本上都忘记了……我们医院开设的分娩体验门诊就是为了给准妈妈们排忧解惑的,让您提前体验一下分娩的过程。

1. 模拟产房

走进分娩体验门诊,正对着摆了6排整齐的椅子,是为准妈妈们听课准备的。椅子对面挂着64寸巨大的屏幕,是为准妈妈们看录像听课准备的。再里面,就是模拟产房了。通过模拟产房环境,我们构建了一个与真实产房相似的室内布置,摆放着真正的分娩床,使得准妈妈们在分娩前对神秘的产房有一个感官上的认识。对着分娩床的,是新生儿辐射台,这是宝宝离开妈妈后来到的第一个温暖的地方,出生前助产士们就提前准备好了适合宝宝的温度,配备有氧气、吸引管及完善的抢救设施,为宝宝的第一声啼哭做好充分的保障。

2. 助产士宣教

准妈妈们坐下首先观看的是医院特别摄制的自然分娩录像:在产房

温馨的环境中，家属和助产士一起陪伴着产妇待产、分娩，不断叮嘱照顾、指导鼓励，直到看到画面中的妈妈经过艰苦努力，宝宝终于呱呱落地，发出第一声啼哭。准妈妈在这里第一次了解了分娩的全过程，看到了小宝宝是如何来到我们的世界，看到了妈妈在分娩的过程中付出的辛苦努力；也是在这里第一次真正感受了自然分娩的意义，体会了母爱的伟大。同时，资深的助产士还会详细讲解自然分娩过程，包括陪产、导乐分娩及产程镇痛等，告诉您产程中如何与助产士配合、如何调整呼吸减痛、如何促进产程进展，或许还会邀请您体验一下在分娩球上坐一坐的感觉。最后为您进行答疑解惑，诸多的问题和不解都可以与助产士进行面对面的交流。

3. 分娩鉴定

看完分娩录像，听完资深助产士的宣教，下面就是由产科副主任医师为准妈妈们进行骨盆鉴定、测量骨盆大小、估计胎儿体重，同时还会参考整个孕期准妈妈们的产检情况，是否合并有糖尿病、高血压，既往孕产史及其他内外科情况，以及个体情况如年龄、身高、体重及孕期增重等进行综合评估，确定适合的分娩方式。

通过参加分娩体验，准妈妈们能了解产房环境，普及自然分娩知识，从而消除恐惧心理，树立自然分娩的信心，理性地选择适合的分娩方式，为自然分娩提供良好的心理准备，提高自然分娩率。

分娩方式的鉴定：自己生还是剖宫产？

许多准妈妈在分娩前就对分娩方式有自己的思考和期待，甚至有的准妈妈在怀孕5—6个月或者刚发现怀孕就兴奋地在门诊问产检医生："到时候我是自己生好，还是剖宫产好啊？""我特别想自己生，一定不能剖宫产。""我算了个良辰吉日，想那天您给我做剖宫产吧。"或者听多了周围人的"经历"，对宫缩疼痛有很强的恐惧感，并对自然分娩过程存在抗拒心理："医生我特别怕疼，我一直保胎没有运动，我年龄大，我做的试管，我家宝宝有脐带绕颈，我一定要剖宫产……"

1. 自己生还是剖宫产，该如何决定？由谁来决定？

过去几年，"是生是剖"的选择更多是由准妈妈自己决定的。许多人认为剖宫产中有麻醉，可以减轻分娩过程中的宫缩痛，愿意选择剖宫产，导致我国不仅剖宫产率高于其他国家，而且准妈妈们面临更高风险的产后大出血、羊水栓塞以及下次瘢痕妊娠、凶险性前置胎盘等的恶果。对剖宫产宝宝来说，由于在出生时没有经过产道挤压，缺乏生命中第一次触觉和本体感的体验和学习，这种体验的缺乏容易让孩子产生情绪敏感、注意力不集中、动作不够协调等问题。自然分娩帮助婴儿建立肠道健康菌群，而剖宫产宝宝容易出现各种过敏症状、肠道菌群失调等。所以，阴道分娩是最自然的、符合人类特点的、对妈妈和宝宝最安全的分娩方式，能避免剖宫产分娩的这些不足。近年来，随着无痛分娩的开展，准妈妈们也开始更多的愿意尝试自己生。

虽然医院医生都提倡及鼓励自然分娩，剖宫产分娩是在自然分娩遇到不能克服的困难并威胁母亲和胎儿生命安全和健康时采取的一种补救措施，但究竟该自己生还是剖宫产？坚持自己生有没有危险？"我就想做剖宫产，医生能不能给我做手术？"这些问题需要由医生综合考虑妈妈及宝宝两方面的因素来决定，在医学上称为分娩方式鉴定。也就是说，"是生是剖"并不是由准妈妈们根据自己的感受或是个人经验自己决定的，而是由有丰富临床经验的医生根据每位准妈妈的情况权衡利弊作出的理性专业性的决定。当孕妇符合自然生产条件时，医生是不会轻易做剖宫产的，因为自己生对产妇和宝宝都有益处。但当有剖宫产必要时，产妇也不要盲目坚持顺产，需要听取医生的建议。

2. 自己生还是剖宫产，何时该讨论这个话题？

在正常产检过程中，通常接近足月时，医生要与准妈妈探讨分娩方式的问题了。一般在孕 34—36 周进行骨盆测量，以便了解孕 37 周宝宝通过的通道是否通畅，预测宝宝是否能顺利通过这一骨性通道；孕 37 周以后结合骨盆、准妈妈和宝宝的情况等进行分娩方式的选择。但如果孕 37 周前起宫缩或者破水了，虽然没有在门诊完成分娩方式的鉴定，同样是到医院后由医生根据以上情况决定是自己生还是剖宫产。

3. 哪些人适合自己生，哪些人需要剖宫产呢？

首先，胎位为头位是正常胎位，准妈妈们不用担心，多数都可以自己生。如果轻度骨盆异常，准妈妈产力较好，宝宝也有通过产道分娩的机会，而且国外认为所有女性都应该给予自然分娩的机会，因为大部分妈妈的骨盆没有严重异常，且都可以顺利诞下宝宝。对于高龄产妇、胎儿偏大、试管婴儿及超声提示有脐带绕颈可能的妈妈来说，不用太担心，生产过程中配合医生的工作，保持良好的心态，多数可以自己生。在生产过程中医生和助产士也会多加关注产程进展和母儿情况。

但对一些宝宝不耐受产道挤压或者妈妈的身体不能经历自然分娩过程的情况，大夫会选择剖宫产。对于臀位、双胎、做过子宫肌瘤手术及前次剖宫产术的孕妇来说，这次也必须剖宫产是错误理念，经充分评估也可以选择分娩方式，但自己生是存在一定风险，且会被医生详细告知。对于臀位的孕妇可通过医生的手法转为头位后试着自己生。对于臀位有宫缩或者双胎的孕妇，如有自己生的想法，需充分了解自己生的风险，应结合产妇全身情况、产道情况、胎儿体重、胎儿状况等情况决定分娩方式。对于有子宫手术和剖宫产史的准妈妈，根据前次剖宫产或手术情况及此次孕期情况，如果想自己生，医生会给出专业的评估来选择分娩方式。

专家共识 有以下情况时，建议剖宫产分娩：第一，胎儿宫内窘迫、胎儿缺氧；第二，头盆不称，发生难产；第三，瘢痕子宫；第四，胎位异常：胎儿横位、足月初产单胎臀位（估计胎儿出生体重＞3500g者）；第五，前置胎盘或前置血管；第六，双胎或多胎妊娠；第七，脐带脱垂；第八，胎盘早剥；第九，孕妇有严重合并症和并发症；第十，妊娠巨大儿，估计体重4500g以上者；第十一，产道畸形；第十二，外阴疾病；第十三，生殖道存在严重的感染性疾病；第十四，妊娠合并肿瘤；第十五，珍贵儿：产妇年龄较大（40岁以上）、多年不孕、多次妊娠失败、胎儿宝贵等为相对剖宫产指征。当存在以上情况时，医生会建议准妈妈为了母子安全，实施剖宫产。

总之，分娩方式的选择是很慎重的工作，准妈妈们一定要了解医生交代的风险利弊，充分与医生沟通，听从医生的建议，合理选择分娩方式，最大程度保证妈妈和宝宝的安全。

二胎妈妈怎么生？

近几年，国家二孩政策放开，很多准妈妈顺利地怀上二宝，临近分娩，一样是既激动兴奋，又忐忑不安，对二宝充满了期待！二胎妈妈很多已经是高龄产妇，本来就伴有各种高血压、糖尿病、免疫系统疾病等等，妊娠更是险情频出，自身也更加焦虑紧张，问题多多。

"大夫，我生我们家老大的时候孕38周就生了，现在我都孕40周还没动静怎么办啊？要不我催产吧！"

"大夫，我生孩子慢，上次疼了一天一宿才开了三指，听说老二就快多了吧？"

"大夫，我们家老大已经十岁了，我现在年纪大了，不想生了，给我剖了吧！"

"大夫，我家老大出生的时候才6斤，现在肚子里这个已经7斤半了，我还能生吗？好怕怕！"

"大夫，我怀老大的时候孕37周孩子就入盆了，怎么我现在都快到预产期了，还不入盆啊？"

"大夫，我家老大是剖的，这次我想试着自己生，能行吗？"

"大夫，我家老大是生的，可是这次孩子是臀位，我还能生吗？"

如果您也是二胎妈妈大军中的一员，上面这些疑虑恐怕在您心里已经颠来倒去许多遍了吧？怀孕生娃这件事，对于您来说可能熟悉中又夹杂着许多的无奈和陌生。来听听产科医生的几点肺腑之言。

1. 手心手背都是肉，孕期不可忽略自己和二宝

二胎妈妈在家人、朋友、同事的眼中，已经是个"过来人"。而二胎妈妈自己也往往拿自己"不那么当回事"，觉得老大都这么顺利过来了，老二也肯定没问题。其实，这也给自己和二宝埋下了安全隐患。从放开二孩以来，由于二胎妈妈忽视自己病情造成的惨剧频频发生，让人唏嘘。二胎妈妈们已经不像一胎时那么年轻了，血压、血糖等各种问题随之而来，一定要注意加强监测，遵照医嘱按时产检，需要药物治疗的按时用药，必要时遵医嘱入院治疗，对自己和肚子里的娃负责。不要总拿"我要照顾老大"当借口，拒绝测血压、测血糖，甚至错过重要的检查甚至产检。毕竟，手心手背都是肉，肚子里的这个娃和身边的这个一样重要！

没有合并症的二胎妈妈们也要特别注意，数胎动也很重要！如果有见红较多、分泌物较稀薄不确定是不是破水、胎动减少或者其他不适，安全起见要及时就诊。

2. 生过一个，二胎还是得生吗？

生孩子，科学的叫法是"阴道试产"。通俗的说，是临产后宝宝自己适应妈妈的产道"钻出来"的过程，可以算宝宝人生中第一次冒险旅行。如果成功钻出来了，就叫试产成功；钻不出来，就叫试产失败。这个过程，跟妈妈的体力、骨盆、产道情况，还有宝宝的大小、临产时胎头转动的情况都有关系。

如果二胎妈妈顺利生过一个7斤的宝宝，那么说明她的产道至少可

以让 7 斤的宝宝钻出来。如果超过了 7 斤呢？也没有关系，第一胎是阴道分娩的准妈妈，医生在孕 37 周左右，根据既往的孕产史、本次妊娠是否平顺，是否合并内外科疾患，准妈妈的骨盆、产道情况及宝宝的大小等情况，给出分娩建议，原则上建议阴道分娩。当然是否能顺利分娩，还要看胎心、胎头下降等等，经过充分阴道试产，出现了产程停滞或者其他危及母婴安全的情况，我们会及时手术终止妊娠。很多高龄的二胎妈妈赶上了二胎"末班车"，也很担心自己生不下来。随着年龄的增加，确实各种孕期合并症、产程延长、难产、产后出血的风险都在增加，但这些因素都不绝对，也不能证明高龄就等于生不了。产科医生会充分评估高龄妈妈的一般情况，没有严重的疾病导致确实没法耐受阴道试产的情况，还是鼓励自己生的。总体来看，大部分的经产妇都可以顺利阴道分娩。所以生过一个的二胎妈妈们，不用太担心，只要医生不反对，就勇敢地生吧！

3. 二胎，我大概什么时候生？

很多妈妈认为第一胎多少孕周生，第二胎也要多少孕周生，其实不一定。临产的发动是许多复杂因素作用的结果，提前的不要恐慌，错后的不要焦虑。先见红、先破水还是先有宫缩都不是问题，不一定要和上一次一样。

需要注意的是，部分二胎妈妈由于有过一次分娩的经历，对体内一些引起宫缩的物质比较敏感，孕晚期会提前出现下腹坠胀隐痛、见红、破水的情况，建议及时就医，千万不要觉得自己肯定要到多少周才会生，延误了就诊的时间。

第一次是剖宫产的二胎妈妈，如果没有阴道试产的想法，那么第二次剖宫产的时间一般安排在孕 39 周左右。在此之前，要特别注意下腹部剖宫产瘢痕处是不是有疼痛。时不时用手压一下原来瘢痕的地方，如果出现了切口的疼痛，或者见红、破水、宫缩的情况，一定要及时就诊，由急诊医生来决定是不是要急诊手术提前让二宝出来。

4. 二胎，我要生多久？

都说老二比老大生得快，大多数人可能是这样的，但是具体情况也因人而异。通常，经历过一次阴道分娩的妈妈，宫颈口、阴道、会阴这些软产道相对比较松弛，对于体内诱发临床的物质相对也比较敏感，真正临产之后，宫颈口扩张的速度也会比第一次分娩要快得多，而且并不需要开到"十指"，开到"七八指"就可以在助产士的指导下用力分娩了。

尤其是相对年轻、两次怀孕间隔时间比较短或者是多次分娩的经产妇，这个时间可能更短。因此这种情况下二胎妈妈，或者是三胎甚至四胎妈妈，一定要注意，出现临床征兆以后尽快就医，避免院外分娩的尴尬。

对于高龄、两次怀孕间隔时间较长（一般5年以上）或者宝宝偏大的经产妇，受自身条件的影响，可能生得没有那么快，也会出现需要"催产"好几天才能生的情况，不必着急，医护人员会在保证妈妈和宝宝安全的前提下尽量让宝宝顺产，减少对妈妈的创伤。

值得注意的是，二胎宝宝通常入盆比较晚，有时在临产的时候才会入盆，这并不是难产的征兆。

5. 二胎胎位有问题，我还想顺怎么办？

第一胎顺产的妈妈，第二胎如果没有特殊的情况，一般还是建议试着自己生。但是有些二胎宝宝是臀位或者横位，愁坏了一部分想自然分娩的妈妈。

其实，臀位经产并不是剖宫产的绝对指征。通俗的说，顺产过一个娃的妈妈如果二胎是臀位，理论上不是必须剖宫产。但是由于臀位宝宝阴道试产过程中缺氧、窒息及脑瘫的风险比较大，因而目前臀位宝宝阴道试产的很少。一胎顺产、二胎臀位的妈妈，如果很想自己生的，可以选择臀位外倒转术，但是术前必须充分了解其相关风险。（具体详见臀位章节）

横位的宝宝难以阴道分娩。如果孕中期发现宝宝是横位，无须焦虑，因为孕晚期随着胎儿的生长往往会变成头位或者臀位。到孕晚期还是横位的宝宝比较少见，如果拒绝外倒转术，只能选择剖宫产分娩。

6. 剖过一个，还能顺吗？

见过不少二胎妈妈，老大因为各种原因做了剖宫产，反复诉说想自己生一次，弥补一下缺憾。那么剖过一次，还能顺产吗？

自从二孩政策放开以来，剖宫产再孕阴道试产这个专业词汇，逐渐被很多人所认识，也给很多这样的二胎妈妈带来了希望。然而，剖宫产再孕阴道试产并不适合所有人，请注意以下几点：

首先，前次剖宫产的指征此次不存在，才有可能试产。两次妊娠间隔2—5年是阴道试产的最佳时间。因此，请复印前一次住院剖宫产的病历及相关手术记录，明确剖宫产的原因、手术的方式及术后有无发热、伤口感染及切口愈合不良等情况。向产检医生初步咨询有没有阴道试产的条件。

其次，孕期要合理管理饮食，控制孕期体重的增加，避免胎儿过大增加妊娠、分娩的风险。剖宫产后，此次巨大儿不主张阴道试产。

同时，到了孕晚期，要加强监测，定期B超检查了解子宫下段的连续性及厚度作为阴道试产条件的参考，如果连续性出现问题或局部过薄则不适宜阴道试产。

做到了以上各点，还不要忘了最重要的，了解阴道试产存在的风险。剖宫产再孕的二胎妈妈在围产期发生子宫破裂、大出血、新生儿缺氧窒息甚至胎死宫内的风险都明显增加。在充分了解风险的基础上知情选择，坚定信心。在试产过程中，选择阴道试产的二胎妈妈也是医务人员眼中的"大熊猫"，要时时刻刻监测生命体征和胎心，做好术前准备，出现任何问题随时有剖宫产的可能。

 特别提示

　　如果有两次以上的剖宫产历史，也不建议阴道试产。同时，第一胎行剖宫产，第二胎如果是臀位也不建议行外倒转术。总之，剖宫产再孕阴道试产，可遇不可强求，顺其自然，听医生建议为好。

臀位妈妈怎么办？

都说孩子是上天赐予每个家庭最幸福的礼物，但是这些小家伙可不是个个都"安分守己""安静乖巧"地在妈妈肚子里待到孕足月。大部分宝宝都是胎头朝下的"倒立式"，我们称之为"头位"，是正常胎位。而有些宝宝在妈妈肚子里"做瑜伽"，呈现出胎头朝上的"坐位"，我们称之为"臀位"。臀位是最常见的异常胎位，占妊娠足月分娩总数的3%—4%。当准妈妈们孕期发现自己是个"臀位妈妈"也不用因此而焦虑、紧张，让我们了解一下吧。

1. 究竟是什么原因导致胎儿臀位呢？

其一，胎儿在宫腔内活动范围过大，比如经产妇腹壁松弛、羊水过

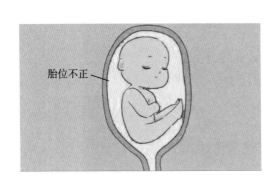

多或胎儿偏小、孕周小等，使胎儿在宫腔内活动过于自由；其二，胎儿在宫腔内活动范围受限，比如初产妇腹壁紧张、双胎、羊水过少及子宫或胎儿畸形等，影响胎头不能自然下转；其三，胎头下降受到阻碍，比如骨盆狭窄、巨大儿、胎盘位置异常或子宫内肿瘤阻塞及脐带太短等。

2. 臀位根据宝宝双腿的姿势不同分为三类

当发现宝宝双腿伸直抱在胸前、仅仅一个小屁股在下面时，我们称之为"单臀"；当发现宝宝盘腿坐在子宫中时，我们称之为"混合臀"；当发现调皮的宝宝一只脚或两只脚在下面时，我们称之为"足先露"。

3. 臀位对母儿有什么影响呢？

由于胎臀形状不规则，对前羊膜囊压力不均匀，易发生"早破水"，胎儿的一足或双足可顺着仅开大 3—4cm 的宫口伸到阴道里，有时，还可脱出阴道口外。同时，破水后还易将脐带冲至宫口外，医学上称之为"脐带脱垂"。脐带，是胎儿的"生命源"，突然脱出在阴道里的脐带，被胎足、胎臀挤压，脐带中血液中断后，使胎儿在宫内突然断了氧气与营养的供应，只需 6—7 分钟，胎儿即可死于宫内。不仅如此，由于臀位分娩是胎头（身体最大的部分）最后经产道娩出，它没有头位分娩中那种适应性的变形过程。因此，臀位宝宝最后娩出没有变形的胎头时，可能发生困难。而且，臀位宝宝自然娩出的机会少，大多需助产人员帮助其娩出。在助产过程中，有可能发生胎儿颈椎脱位、脊髓损伤、肢体骨折、臀丛神经损伤、头颅骨折、颅内出血、新生儿窒息、吸入性肺炎等合并症。所以，目前初产臀位多以剖宫产终止妊娠。

4. 臀位的矫正方法

在孕 30 周之前，臀位宝宝大多能自行进行"前滚翻"或"后滚翻"转为头位宝宝，若在孕 30 周后仍为臀位可进行以下方法尝试：

外倒转术。一般在孕 37 周后行外倒转胎位，即在超声及胎心监护的监测下，在手术室麻醉后，自体外人为帮助胎儿转为头位。

但并不是所有的外倒转术都能成功，这取决于准妈妈腹壁松弛度、胎儿位置、脐带长短、是否有缠绕、羊水多少及胎盘位置等多方面因素，成功率约为60%。同时术中有可能发生急性的胎心减慢、胎儿缺氧等风险，偶见胎盘剥离等并发症的发生，需要紧急剖宫产终止妊娠。如果能够顺利地倒转成功，准妈妈则可以安心待产，在监测中等待自然分娩了。

还可利用艾灸或是散步的方法。可以利用艾灸条放置两侧至阴穴（足小趾外侧，距趾甲角0.1寸），每日1次，每次15—20分钟，5次为一疗程。而散步不仅是准妈妈们的好运动，它也可以对臀位宝宝转至头位有所帮助。

如果足月后，宝宝仍然是臀位，就需要与医生探讨分娩方式了。头位是分娩的最好位置。头部是一个婴儿的身体最大部分，如果头能通过骨盆，身体的其他部分也能通过，但这并不意味着臀位宝宝不能拥有成功的阴道试产，只是它的风险比头位分娩要高很多。准妈妈可以选择臀位外倒转术，有机会争取阴道试产。如果准妈妈选择了剖宫产，择期剖宫产的时间一般是孕39周左右。若是在这之前出现了阴道流水，臀位妈妈一定要即刻平躺，因为臀位妈妈一旦破水有发生脐带脱垂的风险，对宝宝是非常危险的，应及时到医院急诊手术。

到底什么时候生？

人们都说怀胎十月，一朝分娩，其实分娩是生理性的，是很自然的过程，是几乎每个女人都能完成的任务。怀孕期间准妈妈特别容易处于紧张状态，胎儿在腹中是否安安稳稳的生长发育，特别是到了怀孕的后期，准妈妈们会十分关注肚子的动静。那怀孕后期到底什么时候生呢？入盆就是要生了吗？孕妇肚子疼就是要生了吗？孕妇肚子疼应该怎么办？别急，一起来看看下面的介绍吧。

1.预产期的计算

准妈妈在第一次产检的时候，医生就会根据末次月经时间，也就是最后一次月经的第一天，计算出预产期，通常的预产期计算方法是按末次月经第一天开始计算，月份减 3 或加 9，日期加 7。举个例子：假如末次月经为 2018 年 10 月 10 日，则预产期为 2019 年 7 月 17 日。很多准妈妈以为，自己肯定会在预产期那天生，其实不然。预产期只是孕妇分娩的大概时间，提前或错后都很常见。计算预产期的目的是让孕妇做好当妈妈的准备，并不是计算出哪天就真的要生产。根据调查统计，能够在预产期当天分娩的宝宝不足 5%。宝宝什么时候出生是会受到以下几个因素影响的，比如说子宫内的环境是否舒适，胎儿大小是否正常，孕妇是否吸烟饮酒，孕妇是否存在高血压、糖尿病、营养不良或贫血等因素，在预产期前后两周内分娩都属于正常情况。

2. 很多孕妇会问："入盆就是要生了吗？"

其实，入盆跟宝宝什么时间生是没有任何关系的，有的胎儿入盆是会非常早的，在分娩前几周就已经入盆了，但是到了预产期可能才会发动。有的胎儿直到分娩的时候才入盆，尤其是经产妇边生边入盆，与分娩一气呵成。所以说，入盆并不能代表什么，因人而异。胎儿入盆时，孕妇可能会有一种胎儿要掉下去的感觉，入盆后孕妇呼吸困难、消化不良等问题会减轻，但是尿频、便秘等问题会更严重，所以孕晚期平时还是要注意多走动，有利于分娩。

3. 孕妇肚子疼就是要生了吗？

其实，随着宝宝逐渐长大，孕妇肚子疼是伴随着整一个孕期的。孕妇如果出现肚子疼，要分情况来判断宝宝是否真的要出生了。孕妇在整一个孕期的中晚期都会出现宫缩的情况，宫缩也是分为真宫缩和假宫缩的。假宫缩一般是没有规则的，间歇的时间也比较长，持续的时间比较短，子宫的宫底硬度不是很大，通常不伴有下坠感，夜间比较频繁，白天症状通常都会消失，孕妇大都觉得在变换体位或是活动过多后出现，只是肚子发紧或轻微的肚子疼。这个时候孕妇就不用着急，通常适当休息就会好转。不过要是出现了有规则的肚子发紧，而且越来越频繁，孕妇感觉肚子疼越来越明显，这个时候就是真宫缩了，可能宝宝就要出生了，孕妇要赶快到医院进行检查并做好分娩准备哦。对于民间的说法，如果生男孩儿的话一般会比预产期早1—2周，而生女孩儿的话一般会比预产期晚1—2周，这些说法都是没有科学依据的。从医学和科学角度上讲，在受精卵形成的时候就已经决定了生男孩儿还是女孩儿，跟出生日期是没有关系的。

4. 分娩的先兆

孕 37 周后就是孕足月了，如果准妈妈在等待的过程中，有见红、破水、规律性宫缩的情况出现，就是分娩的先兆，要去医院检查子宫颈消退及宫口开放情况，并以此来评估分娩的时间。如果时间还早，可以回家继续等待，如果已经接近分娩或临产，是需要住院的。

> 见红：预示着近两日可能要临产，应做好入院准备，如果出血量大需要去医院检查一下。
>
> 破水：突然阴道流出像尿一样多的水，带点腥味，不能自己控制，这是破水。此时无论是否有宫缩都要及时去医院，在前往医院的路上，孕妇应平卧。如果孕晚期出现阴道分泌物增多且稀薄，准妈妈们应到医院去检查一下是否已破水，千万不要大意。多数时候一旦破水，将会于 24 小时内动产。
>
> 宫缩：宫缩一开始往往不规则，当宫缩逐渐规律了，比如 10 分钟一次，每次持续 30 秒时，就离分娩不远了。但是有时候孕妇不好判断，又比较紧张，所以有不规律腹痛时，也可以去医院。

如果准妈妈过了预产期还没有分娩，需要继续产检，每周 2 次，并把孕早期的检查情况和检查结果，如月经情况、B 超单、同房时间等告诉产检的医生，让医生再次核对孕周及预产期。如果超过预产期 1 周还没有动静，需要住院在医生的指导下进行催产，以防胎盘老化，危及胎儿。

其实，知道预产期的那一刻，准妈妈们就已经开始期待和自己宝宝的见面，越临近预产期，这种愿望就会越迫切。事实上，除了宝宝自己，没人知道确切的临产时间。所以不用过分担忧和焦虑，按时做好产检，且时刻准备，静待花开。

见红、破水、有宫缩

孕 37 周足月后，准妈妈随时都要做好准备，迎接宝宝的到来。一般宝宝在出生前，会给妈妈发出见面通知，接到通知信号，准妈妈要提高警惕了。常见的几种信号是：见红、破水、有宫缩。

1. 见红

每个宝宝都有上天赐予的良辰吉日，而在这个神圣的日子到来之前的 1—2 天，做好准备的宝宝们就开始向妈妈发出见面通知了，那就是"见红"。见红可以是少量鲜红色或者暗红色的阴道出血，也可以是夹杂些黏液样的淡血性分泌物，这都属于正常的。孕足月的妈妈一旦发生了见红，千万不要过分焦虑或担心，而应该高兴，因为那是宝宝在跟你打招呼、告诉你"妈妈，我已经做好了准备就要出来与你见面了"呢。初产妇如果仅出现少量见红，没有规律性的宫缩（腹痛、腹部紧缩感）等其他征兆，不需要立即去医院，在家休息待产就可以了；而其间（一般见红后的 24—48 小时内）如果出现了规律性的宫缩或者阴道流水了就需要赶紧去医院急诊了；而对于经产妇，如果出现了见红，一般紧接着就会起宫缩，可能规律也可能不规律，或有痛感或无，但是因为产程普遍进展得较迅速，所以也需要去医院急诊检查。事实上，有很多二胎妈妈自己还没感觉肚子怎么疼，宫口就开大了，然后就生了，所以一定要比一胎提高警惕！如果因为自己马虎大意来不及赶往医院就生在家里或者路上，导致宝宝在没有严格无菌消毒的环境下出生，对宝宝和妈妈都是会带来很多风险的。

要格外提醒大家注意的是，如果未达孕 37 周就出现阴道流血，这种现象不是见红，不管有没有其他不适，都需要来医院急诊让医生给予相应的检查，检查是否存在先兆流产、先兆早产、前置胎盘或胎盘早剥等病理情况，并及时得到诊治。

2. 破水

破水，临床上称为胎膜早破，就是包裹宝宝的胎膜"破"了，羊水流出来了。最典型的表现就是准妈妈们一般会突然感觉较多的温热液体自阴道流出，咳嗽、打喷嚏或翻身的时候流液量就会增多，有的会一直有阴道流液，所以很多妈妈就会担心"如果羊水流干了，宝宝怎么办"，其实完全没有必要过分担心，羊水主要来源于宝宝的尿液，所以羊水会不断产生的。以准妈妈骨盆入口为界分前羊膜囊和后羊膜囊，"破水"来自前羊膜囊（很小的一部分羊水），确实没有办法阻止羊水外流，但当胎头入盆、前羊膜囊的羊水流尽基本就不会再有大量流液了，而宝宝有后羊膜囊的保护所以一般不用担心羊水流干的问题。当然也有部分妈妈的表现并不典型，总感觉有间断、少量、多次的阴道流液，这种情况就需要求助于医生做相应的早破水试验，明确有无破水，并与尿失禁、阴道炎溢液等相鉴别。那准妈妈们肯定就会问了，到底是什么原因引起的破水呢？我们有什么办法可以预防提前破水呢？

生殖道感染（俗称"阴道炎"）：此为主要原因，最常见的也是最容易引起新生儿感染及严重并发症的就是 B 族链球菌，所以孕 35—37 周产检的时候给准妈妈们行常规 GBS 筛查。

羊膜腔压力升高、受力不均：打个比方，比如一个气球，它里面的气体多到一定程度或者局部张力过大，那么它就破了。所以，双胎、羊水过多、胎位不正、宝宝入盆衔接不称、宫颈机能不全等都会引起"破水"。

创伤：常见的就是孕晚期同房、腹部受撞击等，所以亲爱的孕妈们，到了最后临盆在即的日子，还是要与丈夫"保持距离"哦！

营养因素：孕妇微量元素如铜、锌及维生素缺乏等都会导致羊膜的抗张能力下降，也容易"破水"，但目前大部分孕妇都很注意孕期营养，所以这个因素的影响并不多见。

准妈妈们知道了到底什么因素会导致"破水"，所以日常生活中就可以有针对性地进行预防或警惕了。"破水"究竟会对母儿带来什么样的影响呢？对未足月（也就是孕37周之前）的宝宝来讲，"破水"可能会导致宝宝感染、宫内缺氧、脐带脱垂甚至可能危及宝宝生命；对于足月宝宝而言，"破水"也需要尽早娩出胎儿，并给予抗生素预防感染。因为破水时间越长，宝宝发生感染的概率就越高。因此无论多少孕周，一旦发生"破水"就必须立即前往急诊。

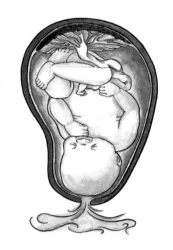

3. 有宫缩

◎ 不规律宫缩

又称假临产（或先兆临产）。当宝宝做好了准备要来之前，子宫也开始做着它的准备工作，子宫肌层敏感性增强，就会出现不规律宫缩。它有几个特点：①频率不一致，持续时间短、间歇时间长且无规律；②强度一般不会逐渐增强；③常在夜间出现而于清晨消失；④不伴有宫颈管缩短、宫口扩张等；⑤镇静剂能将其抑制。初产妇如果同时出现了见红及不规律宫缩就需要前往医院就诊了，而经产妇如果出现了不规律宫缩则需要以最快的速度抵达医院急诊，刻不容缓！

◎ 规律宫缩

规律宫缩是临产的标志，也是产程的开始。宫缩刚开始大约间隔5—6分钟1次，每次持续约30秒，伴有不同程度的痛感，这种感受每个妈妈不尽相同，有的轻微腹痛、有的轻微腰酸、有的腹痛难忍等。逐渐地，宫缩间隔时间缩短、持续时间延长，间隔3—4分钟1次，每次持续40—50秒左右，而且强度也逐渐增强。宫口从开大"1指"到开全时，宫缩持续时间可长达1分钟，间歇仅1—2分钟1次。宫缩的这种痛感是正常的生理现象，宫缩痛不是病，而是生孩子必须的。而且分娩镇痛的开展，已经将疼痛控制在可忍受的范围内。所以准妈妈和家属要从心理上正确认识这种宫缩痛，调整心态，保持积极、愉快的心情，一直给自己、给宝宝以积极暗示，将会对产程进展有意想不到的积极作用。

待产包清单

在现代社会，做好任何工作，管理好自己的日常生活，都需要清单，更何况到医院准备分娩这么重要的事情，是必须有清单的，这样才能有条不紊、从容应对。

为住院生产、坐月子而准备待产包是每个准妈妈的必修课。为了避免临产时慌乱，一般建议在预产期的前三个月就要开始准备待产包了，因为这时准妈妈不仅有充足的时间，还有较好的体力。然而准妈妈通常缺乏经验，往往认为待产包里的物品多多益善，总是怕漏买东西没得用，但是等买回来却发现好多用不上。今天就给大家盘点一下待产包里的必需品吧。

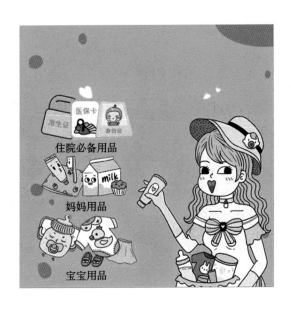

1. 住院必备用品

证件：身份证、医保卡、准生证、孕妇保健手册、门诊孕检病例手册备在同一文件袋中。

银行卡：另外一些医院住院押金不支持支付宝或微信，银行卡或现金也是不可或缺的。

2. 妈妈用品

洗漱用品及餐具：脸盆、脚盆、洗屁股盆、便盆、牙刷、纯棉毛巾、防滑拖鞋、一次性马桶垫、餐具、水杯、吸管等。

个人卫生用品：产褥垫（产前、产后都需要使用，可以多备一些，通常 20 片差不多，大中小号搭配使用）、卫生巾（产后伤口要保持清洁干燥，勿使用产妇专用卫生巾甚至成人纸尿裤，使用平时普通卫生巾即可，并且要勤更换）、内裤（一定要选择纯棉透气的，为了方便，也可使用一次性内裤，但也一定要是全棉灭菌的）。

个人衣物：哺乳家居服（医院都会提供病号服，自己备一套是临时所需）、哺乳文胸（准备 2—3 件比平时大 1—2 码的纯棉舒适文胸）、月子帽（防止头部受风），冬季还要准备保暖袜子。

能量补充食品：分娩是一种消耗大量能量的生理过程，需要备些巧克力、红牛等补充能量的食品，但是对于糖尿病妈妈，是不能吃巧克力和红牛等甜食的，可以备些无糖饼干等。

吸奶器：在涨奶时及时吸奶，预防乳腺炎的发生。

宝宝衣帽和抱被：一般医院都提供，住院期间基本不需要带。如果自己购买的话，开衫"和尚衣"最实用，抱被不只保暖还能起到安全防护作用，宝宝被裹在抱被里会像在子宫内一样感到安全温暖。

尿布湿：宝宝出生后的必需品。

奶粉与奶瓶：现在医院提倡纯母乳喂养，不允许携带奶粉、奶瓶到病房。如果妈妈的母乳量不足，可以由儿科医生开医嘱，护士帮助用吸管在乳房旁加奶，奶粉由医院统一提供。不允许用奶瓶加奶，避免干扰以后的母乳喂养。如果宝宝需要转诊到儿科NICU，妈妈可以把奶挤出来送到楼上 NICU 给宝宝吃。

澡盆、浴巾与抚触油：宝宝出生后，护士会给宝宝洗澡、做抚触，此时宝宝都是很乖很享受的。重点强调下宝宝肌肤柔软嫩滑，浴巾要选用纯棉吸水的哦。

除了以上物品，准妈妈们还可以根据自己的情况进行适当的增减，这样既不用准备过多，也不用担心不够。好啦，开始准备属于你的待产包吧！

什么时候来住院

经历了"漫长"的孕期，准妈妈们一定很想知道什么时候该去医院迎接小宝宝。在北京妇产医院建档时，我们要求每名准妈妈要听孕妇学校的课程，让大家对整个孕期、分娩期、产后妈妈和宝宝的情况有个大概了解。大家还可以阅读各类科普书籍、网站信息等进行了解。在每次孕检时，医生也会叮嘱您几句。我们还开设了分娩体验门诊、助产士门诊、母乳喂养门诊，希望准妈妈更好地为分娩做好准备！

具体什么时间来医院，要根据医生为你制订的分娩计划作出判断。对于大部分准妈妈，孕期没有特别的合并症、并发症，没有头盆不称的问题，都可以阴道试产。准妈妈定期产检就可以，孕37周足月后，如果出现分娩的迹象，需要来院。

1. 见红

少量的见红可以观察，接近或者大于月经量就要紧急来医院，要警惕胎盘在宝宝娩出前"擅自"脱离"岗位"，这将会危及宝宝的生命。

2. 破水

一旦发生破水应该尽快来医院。同时，准妈妈需要记录破水的时间、观察羊水的颜色。正常的羊水颜色往往是清亮的，也有乳白色的，有的混有一些胎脂；除正常色之外的羊水颜色就是异常的，包括：血性的（预示着胎儿比较危险）、黄色的、黄绿色的、绿色的。如果发现是异常的羊水，那就需要争分夺秒地到急诊室抢救胎儿了。发现羊水破了之后，需根据最后一次产检大夫的提示：如果是头位，已经入盆了，危险性相对小一些，可

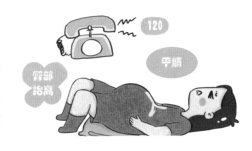

以平躺着到医院；如果是臀位，或者胎头还高浮着，需要抬高臀部（可以垫枕头、被子），由救护车护送到医院；如果不知道胎儿的姿势和入盆的情况，那么抬高臀部，呼叫救护车前往医院是比较安全的。到医院就诊后，由医生来检查是不是真正的破水，然后决定是否需要保胎，是否需要催产或抗炎治疗，是否需要紧急手术。如果孕期检查过 B 族链球菌（也就是临床医生常说的 GBS），要把结果告知医生，以便选择抗生素预防新生儿的并发症。

3. 宫缩

一旦宫缩能够持续 20 秒，间隔 10—15 分钟，并且越来越疼，就该来医院了。如果持续疼痛，没有间歇，必须紧急来院。对于二胎妈妈，有可能产程快，宫缩比较规律就要提早到医院。这里要强调的是，宫缩一定是有间歇的，如果出现不间断、持续不缓解的腹痛，应该立刻到急诊室就诊，甚至可以选择最近的医院，切不可因舍近求远而延误诊治。

有的准妈妈到了预产期，发现"淡定"的宝宝还在享受子宫的温暖。不要焦虑，通常接近孕 41 周而没有临产，医院就会建议您住院待产。

对于患有高血压或者糖尿病的准妈妈，只要孕期控制合格，预产期前后会通知您住院。如果控制不合格，孕 39 周前后就需要入院，医生会通过合适的药物，帮助您做好准备，迎接分娩。如果一个高血压的准

妈妈，突然水肿或者体重迅速上升，尤其有头晕、头痛或眼花、呕吐时，要紧急来医院。

有的准妈妈经过评估，需要剖宫产，通常会安排在孕 39 周前后住院手术，在此之前出现见红、破水或宫缩，要紧急来医院。

对于双胎的准妈妈，医生会根据宝宝的位置和孕期的情况，与您沟通后最终确定分娩的方式和时机，按时来院即可。

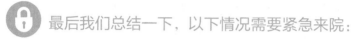 最后我们总结一下，以下情况需要紧急来院：

第一，破水，应尽量平卧，减少站立，如为臀位宝宝，更要紧急来院；第二，持续腹痛或出血：警惕胎盘"擅自"脱离"岗位"；第三，计划剖宫产的准妈妈出现见红、破水或宫缩；第四，胎动异常："胎动"是宝宝与妈妈之间最直接的"对话"，有规律的数胎动，是整个孕期最重要的事情之一，无论何时，胎动 < 6 次 /2 小时，或者减少达 50%，提示宝宝有危险，必须马上来院。

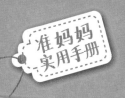

PART 5

分 娩 篇

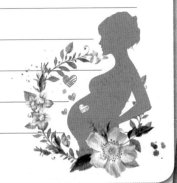

如何办入院？

"终于等到'卸货'的这一天！快快快，我已经迫不及待要见到肚里的小公主／帅哥了！医院太大太复杂，一到医院就转向，入院手续该怎么办？"

一般入院分两种情况，急的和不急的。所谓急的，就是孕妈出现突发状况时，比如见红、宫缩、破水、腹痛、胎动减少等情况，需要直接到急诊室就诊，先到地下一层急诊室挂号窗口挂急诊号，待急诊医生进行相关检查、评估病情后，根据情况由急诊室联系收入建档的主诊病房或直接收至产房待产分娩，也可能由于病情紧急联系主诊医生后直接手术。

所谓不急的就是计划入院的，由门诊医生提前开具住院许可证，包括：末次月经、诊断、联系方式（很重要）、备用联系方式，一张交于病房护士站，一张由患者自行保存。病房电话通知办理入院，一般在11：00之前到达医院办理，需准备好：建档大本、医保卡、生育服务证、母子健康手册、洗漱用具及换洗衣物等个人用品。先到挂号处建立档案口袋，持开具的住院许可证至地下一层住院服务中心挂号，由急诊医生听过胎心并记录后，到住院处交纳住院押金，由急诊接诊处工作人员安排带入病房。

催产、引产和临产

"我还没动静呢，医生收我住院是为了啥？老家儿说了'瓜熟蒂落'，我还没临产是不是宝宝还没长'熟'呢？为什么要提前让我住院，不能等我自己发动？……"

1. 催产和引产有啥区别？我还要宝宝呢，为啥要引产？

这里宝妈有认识误区，有人一听"引产"这个词，就吓坏了，以为是不要孩子了，其实是不对的。足月引产是为了让准妈妈早点分娩，而大家所谓的"引产"是指小孕周的、孩子有问题的情况，在医生帮助下把孩子流掉。那么足月后我们所说的催产和引产其实是一个意思，最终目的都是分娩，适用于那些自己不能自然临产的准妈妈，大概有以下几种情况：（1）妊娠已满 41 周。（2）破水 2 小时以上。（3）患有妊娠期糖尿病的准妈妈，不用胰岛素的满孕 39 周，使用胰岛素的满孕 38 周。（4）患有妊娠期高血压的宝妈，满孕 37 周后根据病情要积极引产了；重度子痫前期的可能会更早些，满孕 34 周或经保守治疗效果不满意或病情恶化了，而且有顺产的条件。（5）宝宝偏小的、胎盘功能不好的等其他特殊情况，也是需要适时引产的。

2. 我们这些不能自己临产的宝妈好可怜呀，医生要怎么"处置"我们？是打催产针吗？

宝妈不用担心，医生有很多办法哦。催产引产的目的就是要使宝妈宫缩发动，最终分娩。首先要评估一下准妈妈的宫颈条件，看看"熟没熟"，就是准妈妈说的"内检"，我们叫"宫颈评分"，评分越高代表宫颈越成熟，催引产的成功率越高。如果"熟了"，那静脉点滴催产素（打催生针）就可以了；如果"不熟"，那可以"促宫颈成熟"，"催熟"的方法也有很多，可以阴道上药、可以放水囊机械刺激，等等，医生会从专业的角度帮你选择一个合适的方法。

3. 我催产好几天了，怎么还不生啊？我可以剖吗？

关于催产引产这个事情，大家要有个心理准备，不是说今天催今天就能生的。任何东西从"不熟"到"成熟"都需要一个过程，宫颈也是一样的，它需要时间一点一点改变，大家需要有耐心。而且，适度的宫缩对宝宝肺脏的发育也是有好处的。当然也有一部分引产不成功，需要剖宫产分娩，但是宝妈尽力了，也就不会后悔了。

4. 我还想自己生呢？为什么不给我继续引产了？我不要剖！

一般我们是提倡自然分娩的，但要保证母婴双方的安全。在临床上确实有这样的情况，就是引产过程中出现了胎心的减慢、羊水的浑浊等情况，医学上叫胎儿窘迫，说明这个时候宝宝在宫内已经缺氧了，需要立即脱离宫腔这个缺氧的环境，等不了宝妈自己把他（她）生出来了。所以，这种情况下，为了宝宝的生命安全，宝妈一定要听医生的，不要再盲目坚持顺产了！

产房里的那些事

产房是个神秘的地方，对每个准妈妈来说既向往，又充满恐惧。虽然之前已经参加了分娩体验，但现实生活中的产房会是那么温馨吗？那扇门里面到底是什么样的？

1.什么情况下您可以进入产房待产呢？

临产后，准妈妈通常还是首先在自己的病房待产，当宫口开大约2厘米左右时，就达到进入产房待产的条件了，这时产科病房的护士便会送您来到期盼已久的产房。还有可能，您是在家中觉得自己的"产兆"明显，来到急诊就诊，经过一些相关的检查，急诊的医生判断您可以进入产房了，急诊的护士也会护送您到产房。

2.产房环境介绍

推开产房大门，助产士就会出来迎接您，并与护送您的医生或者护士做好您的产科情况的交接工作。助产士主动做自我介绍，并向您介绍产房的环境及一些简单的流程和注意事项。她会陪同您一起走入待产室（6人间待产室），并安排床位。

产房的走廊布置得非常温馨：墙壁上挂着助产士们利用业余时间绣制的"十字绣图画"，还挂着生肖图画及很多漂亮的小宝宝的照片，力求使产妇感到家一般的温暖。虽然您在短短的产房走廊内走过，可能会遇到宫缩而不得不停下脚步呼吸；虽然产房是严肃认真的重要部门，但是这些都不能改变我们的初衷——为产妇营造温馨的环境，帮助您减轻紧张感。因此您可以放松紧张的心情，产房里果真是温馨的，助产士姐妹们都是很 Nice 的，您不是孤立无助的，为了宝宝，让我们一起加油！

待产室——就是产妇待产的房间，房间内安置着数张床位，床与床之间有蓝色的隔帘隔开，充分保护产妇的隐私。产妇进入待产室首先在待产床上做入室的胎心监护，监测生命体征。产房的医生要为您进行阴道检查，了解宫口开大的情况，胎先露（宝宝的头）下降情况等，检查完成之后要问诊、书写病历。这张病床只是您待产过程中的临时床位，随着时间的推移与产程的进展，我们还可能为您调换房间或者床位。

分娩房间——产房内还设有单独的分娩间，这样有利于陪伴分娩的开展。同时可以在产妇待产、分娩过程中更好地保护隐私，保证休息。房间的颜色、布置都是本着能使人感到温馨、舒适、宁静、方便、安全的原则而设计的。房间内设有多功能电动产床，方便产妇及工作人员使用，可以做到待产与接生都在这台多功能产床上进行。我们还为产妇提供舒适的座椅、靠垫、分娩球、摇椅、助行车、CD 机、电视等，可供产妇选择不同体位、休息和放松，在空间的设计上也满足产妇各种自由

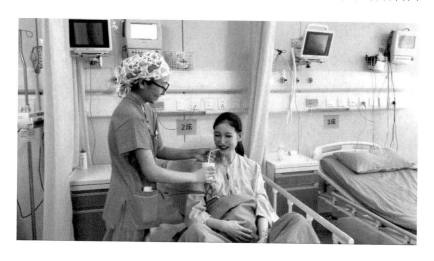

活动，与自由式体位的需求。设置的新生儿辐射暖台以确保新生儿各种情况所需。每个房间和楼道墙壁都安装了扶手栏杆，产妇活动时可确保安全。

3. 产程分期

来到产房，说明您已经正式进入产程。产程分三个阶段：

（1）第一产程　宫颈扩张期（大家常说的宫口开指）

指从规律宫缩开始直至宫口开全（开 10 指，10cm）为止。它分为潜伏期（从临产规律宫缩至子宫口开 6 指）和活跃期（从子宫口开 6 指至子宫口开 10 指）。

特点：产程开始时，肚子疼的时间较短且比较弱，间隔时间比较长，随着产程的进展，疼的时间逐渐长了，而且强度也在增强，间隔的时间变短了。有效的宫缩通常 3 分钟一阵，持续将近 1 分钟。产程长短取决于产力、产道和胎儿，也就是说取决于宫缩的强度如何、骨盆的大小程度和宝宝的大小。由于每个人的情况不同，第一产程长短有明显不同，有的准妈妈只有几个小时，而另一些准妈妈则需要历经十几个小时甚至二十余小时的辛苦努力。

（2）第二产程　胎儿娩出期

指从子宫口开 10 指至胎儿（宝宝）出生。初产妇需要 1—2 个小时；经产妇通常比较快。

（3）第三产程　胎盘娩出期

从胎儿（宝宝）出生后至胎盘娩出，需要 5—15 分钟，最长不应超过 30 分钟。

4.导乐陪伴分娩

很多准妈妈一定知道导乐分娩。是指产妇在分娩的全过程中有一名经过专业技术培训的导乐陪伴（一般由助产士来完成），并能持续地给予生理和感情上的支持以及必要的信息和知识，使产妇感到舒适、安全，在这种情况下再配以安全、有效的镇痛手段使产妇有一个顺利和满意的分娩经历。

在我们医院，您就可以享受到导乐陪伴分娩。从产妇进入产房开始，导乐陪产人员就一刻不离地陪伴在产妇身旁，直到产后 2 小时产妇进入平稳期。在此期间，她们要向待产的准妈妈进行自我介绍，了解她的心理状态，向她介绍分娩知识，告诉她分娩的进程，回答她和家属提出的各种各样的问题，对她进行生活护理、减痛护理；向产妇讲解分娩的生理过程，让她对分娩树立信心，消除顾虑及恐惧，稳定大脑皮层功能，降低对疼痛的感觉，使产力加强，有利于正常产程的进展，指导和

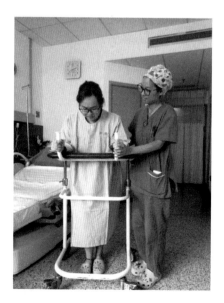

帮助产妇在阵缩时如何深呼吸，或按摩子宫、腰骶部、变换体位等等，最大限度为产妇减轻产痛。孩子出生后，指导早接触、早吸吮。导乐陪伴目前只在临产开始和产后 2 小时内提供服务。导乐陪伴分娩不仅是产时服务的一项适宜技术，也是一种以产妇为中心的新服务模式，真正在产时体现"人性化"服务。它改变了以往以产科医师和助产士为主体的产时服务模式，改善了把分

娩过程作为疾病进行处理而忽视对产妇的全面支持的现象。开展康乐陪伴分娩并鼓励配偶（丈夫）参与、减少产时不必要的干预、开展分娩镇痛、鼓励产妇在产程中使用自由体位。新的产时服务模式有利于提高产时服务质量，保证母婴安全健康。

5.介绍几种非药物镇痛的方法

生孩子引起肚子疼（产痛）的原因主要有四点：一是子宫收缩引起的疼痛；二是宝宝通过产道时引起的疼痛；三是产妇心理紧张、焦虑所引起的疼痛；四是产妇自身产生致痛物质增多。产程中不仅有药物镇痛，非药物镇痛方法也是简单有效的，以下做详细介绍。

（1）心理精神疗法

该方法通过消除产妇紧张情绪达到减轻宫缩疼痛的目的。这种方法一般从产前做起，在孕期鼓励准妈妈参加孕妇学校并提供生动、易理解的宣传教育，介绍妊娠和分娩的知识，让孕妇和家属了解正常的分娩生理过程，学会分娩时的用力技巧，鼓励以丈夫为主的家属在温馨的分娩环境下陪伴孕妇分娩。同时，教会或引导产妇转移注意力，譬如通过阅读自己喜欢的书籍或冥想等方法来转移产妇对宫缩的注意力；或在产程中让产妇欣赏自己喜欢的音乐、看喜欢的电视节目、聊天、看书甚至唱歌来达到分散产妇注意力、缓解紧张焦虑情绪的目的。

（2）呼吸法

吹气球式的张口呼吸、过深呼吸很容易造成过度换气，在这个过程中呼出过多的二氧化碳，会使产妇出现鼻尖、口唇、手指及足趾发麻、晕眩等不适。所以建议产妇在出现宫缩时使用胸式呼吸的方法，助产士指导产妇从每一次宫缩开始到结束过程中，学会用鼻腔吸气，用口腔呼出，如同吹蜡烛一般；宫缩间歇时则维持正常的呼吸节奏，以此来缓解宫缩带来的疼痛和紧张。正确地使用呼吸技巧，可以提高产妇对疼痛的阈值，增加其适应子宫收缩的能力，达到放松的效果，使子宫收缩更加有效。

（3）按摩法

利用触觉刺激帮助产妇放松并减轻疼痛和不适。按摩减轻疼痛的原理是抑制了细小神经纤维所传导的疼痛刺激，同时促进产妇身体局部的血液循环。助产士一般会指导家属徒手或使用按摩器在产妇头、脸、肩膀、后背、腰部及手脚进行按摩，遇到颈肩部、背部、腰骶部不适时可用揉捏、拍打的方法来减轻。在第一产程宫缩时根据产妇的需求和主观感受可协助按摩产妇的双肩、颈部和脊柱两侧，或在产妇侧卧位时按摩腰骶部，也可与呼吸法相配合，在宫缩时使用此法，宫缩间歇时停止。为进一步增加产妇的舒适感，如果产妇愿意还可以做双臂、双手、双足的按摩。这些方法是待产过程中常用而且有效的措施。按摩法对轻中度的疼痛比较有效，对于强度很大的疼痛效果不明显。

（4）针灸、电针灸刺激镇痛

采用低频率的电脉冲波，经机器通过贴在产妇皮肤上的体表专用传导贴，激活自身镇痛系统，阻滞子宫疼痛的传导，目前临床上应用的有探丝、韩氏仪。

（5）冷热敷

该方法可用来促进产妇放松、增强舒适感以及减轻疼痛。

冷敷：通过降低组织的温度，达到止血退热、镇痛消肿的作用，最常用的是产后会阴水肿的冷敷，使组织收敛能够达到很好的效果。

热敷：增加局部皮肤的温度，加快血液循环和组织新陈代谢，降低肌肉痉挛和提高痛阈，可以减少颤抖等应激反应，最常见的是将豆袋加热后帮助产妇热敷腰骶部。

（6）芳香疗法

芬芳的待产环境可以使产妇身心愉悦，在缓解疼痛刺激的同时增强分娩的信心。芳香的气味可以令人精神振奋或放松，也可以刺激体内天然的疼痛杀手——内啡肽的产生。在产妇待产和分娩过程中可以利用香薰灯释放的香气刺激鼻子的嗅觉细胞和大脑边缘系统，释放各种神经递质并发挥作用。一般助产士会帮助产妇选用薰衣草、柠檬等安神的气味，产妇也可以根据自己的喜好选择能令自己身心愉悦的气味。

总之，产房里的助产士会想各种办法来帮助您减少和缓解疼痛。如果非药物镇痛不能达到满意的效果，您还可以选择药物镇痛的方法，后面章节我们还会详细介绍。

6.产程中的体位改变

在待产过程中产妇经常改变体位，增加全身舒适感，使其放松。同时，可以利用重力的原理，促进子宫颈扩张，利于胎儿的下降和旋转，从而加速产程进展。当产妇由平卧到站立或坐位时，引起子宫压力增加，可使产程缩短、阴道手术产减少、剖宫产率下降、催产素静滴降低等等。适当的体位可以使胎儿在产道中的顺应性增大，容易顺产道娩出。助产士一般会根据产妇情况和产程进展指导产妇采取不同体位，如站立位、行走、坐位、跪位、蹲位、侧卧位、手膝位等。为保证待产妇安全，产房提供了相应的设备，如助步车、分娩椅、分娩球、摇椅、靠垫、抱枕等。不同体位给产妇带来的好处，简要汇总如下：

（1）站立位：可以借助重力的作用，使宫缩更有力，疼痛更小，缩短分娩的时间，胎儿氧气充足，提高产力。（2）行走：产妇采取站立姿势时，臀部左右摇摆，能使胎头在骨盆内顺着产轴下降、旋转，加速产程进展。（3）坐位：借助重力促使胎儿下降，缓解疲劳，便于助产士协助在肩背部热敷和按摩。（4）跪位或蹲位：有效利用胎儿重力作用，增加用力的欲望。人处于蹲位能更好地使用腹压，增加坐骨结节间径，促进胎儿下降，减轻骶部疼痛。（5）侧卧位：减轻疲劳，对抗重力，缓解痔疮，缓解由于脐带受压造成的胎心减慢、促进枕后位旋转。（6）手膝位：有助于枕后位旋转，有助于宫颈前唇的消退，减轻腰骶部疼痛，缓解痔疮，减少脐带受压。（7）前倾位：减轻腰骶部不适，促进胎头俯屈，减少对宫颈的压迫。

7. 家属陪伴分娩

家属陪伴分娩，是很多准妈妈都非常期待的，希望最亲爱的人在身边给自己勇气和力量，在陪伴和鼓励中共同见证宝宝的到来。在产程中，丈夫的陪伴有其独特的作用。丈夫知道产妇的爱好，可以在产妇疼痛不安时给予安慰和情感上的支持。产妇得到丈夫的关爱与体贴，可缓解其紧张、恐惧的心理，从而减少产妇的孤独感。除此之外，丈夫也可以在医务人员的指导下帮助、鼓励产妇，如握着妻子的手、抚摸后背、按摩、擦汗、提醒喝水等，通过这些方式使产妇感受到亲情的温暖。因此，在分娩期，丈夫的参与是其他人所不能取代的。助产士会指导其使用鼓励性语言，给待产妇提供心理支持。一些专家认为参与妻子分娩的丈夫在其今后的生活中，更容易建立一种更为亲密的父子（女）关系，父亲更多地向孩子表达爱、照顾孩子更体贴，更快地完成从准父亲到父亲的角色转变，夫妻感情更牢固。有丈夫陪伴分娩的产妇，因待产过程得到有力的支持，往往产程时间比较短，分娩期合并症也较少。家属陪伴的好处有以下几点：

（1）在产程中，丈夫的抚慰是非常有帮助的。在每次宫缩时，应给妻子安慰和支持，要用赞扬的话语去鼓励产妇。丈夫可以采用耳语、以双方熟悉的手势握住她的手、抚慰她、亲吻她、给她擦汗、整理散乱的头发，或按摩产妇的背部和腹部来缓解产痛。

（2）使用在孕妇学校或准爸爸学习班学过的呼吸技巧来调节呼吸，稳定产妇的情绪。

（3）提醒产妇定时排尿。在她起床活动时，守在她的身旁。在助产人员的指导和在丈夫的帮助和依托下，产妇可采取行走、站立、半坐等体位，最好不要平躺。

（4）和妻子一起向助产人员咨询、讨论各种镇痛的措施、监护手段以便知情选择。

（5）如果产程中产妇出现疲劳，医生给她注射了镇静剂以后，最好按照医生的指导尽快让产妇进入睡眠状态，不干扰产妇的休息。

（6）当宫口开全进入第二产程以后，丈夫最好站在产床头侧，和助产人员一起鼓励指导产妇正确使用腹压。

（7）当遇到产程进展不顺利，或出现胎儿宫内窘迫、产妇因为产痛情绪激动等情况时，丈夫首先应该镇静、沉着，与助产人员一起安慰产妇，稳定产妇的情绪。

（8）孩子出生以后，经过很大的体力消耗之后，产妇会感到很疲惫，需要更多的休息。有些产妇会出现委屈感，丈夫可以对其进行夸奖和安慰。

对于陪伴分娩还有一点需要提醒各位准妈妈：由于产房条件有限，并不能保证每一位准妈妈都能享受到陪伴分娩，也请您和家人理解。另外，建议在分娩前，您和准爸爸一起充分沟通，征求他的意见，是否愿意陪产，如果准爸爸觉得为难、紧张，千万不要强求，可以由其他有分娩经验的姐妹、母亲来进行陪伴分娩。对于情绪易于激动、脾气急躁、缺乏耐心的准爸爸，建议陪伴分娩之前了解一些关于分娩的科普知识，以一种积极、平和的心态参加陪伴分娩。分娩的过程可能是相对漫长的、辛苦的，需要夫妻双方和医生护士共同努力；产程当中情况复杂多变，随时可能会有突发情况出现，比如胎心突然减慢需要急诊剖宫产、宫口开全需要产钳助产，因此请准妈妈、准爸爸做好充分心理准备，同时也请相信，医生护士会竭尽全力认真负责地照看好每一位产妇，请对医生护士充分信任，并积极和他们配合，以确保母儿安全。

8. 产程中的饮食

分娩过程中，产妇处于重体力劳动状态，整个产程一般需十多个小时。此时能量的需要量大大增加，但是产妇常因精神因素和产痛而拒绝进食。产程中产妇进食量少，营养不足，使产程进展缓慢，甚至造成难产。产妇在产程中应少量多次进食。产妇在这个时候宜摄取易消化、高热量、少脂肪、有丰富碳水化合物及蛋白质的流食或半流质饮食，如稀饭、面条、牛奶、鸡蛋等以增强体力，并注意补充足够的水分，以免引起脱水。大多数产妇在产房内的饮食是自由的，但如遇特殊合并症或其他情况（例如妊娠期糖尿病）应遵医嘱在饮食上略有调整。

在潜伏期，产妇宫缩一般间隔 4—5 分钟一次，因此要在宫缩间歇期抓紧时间进食，少量多餐，要把进食当作产程中能量的"加油"，同时要保持良好的情绪，做到能吃能睡，这样宫缩才能规律，利于顺产。如产妇确实不能进食的，甚至宫缩时感到恶心、呕吐，为保证母儿安全应及时静脉输液，补充营养及水分，并适当补充电解质以免引起脱水、电解质紊乱等情况发生。

在第一产程末期或第二产程，产妇消耗量大，可以少量多次饮水，在产程中摄入足够的热量，以充沛的精力和体力顺利分娩。临产后应每隔2—4小时鼓励产妇排尿一次，以免因充盈的膀胱影响宫缩及胎先露的下降。

9.分娩后的幸福时刻

顺利分娩后，助产士会让宝宝趴在妈妈胸口上进行皮肤接触，增进母子感情。试想一下，这个柔软的，有一点潮湿的暖暖的"小肉肉"趴在你的胸口上会是怎样的一种美好的感觉呢？

助产士会为妈妈缝合好伤口，做好产后护理的宣教。妈妈和宝宝还需要在产房观察两个小时，当各方面指标都平稳后，就可以幸福地和宝宝一起被送回自己当初的病房了。那么恭喜您，顺利地完成了人生这一具有重大意义的任务。

分娩镇痛

"生孩子真的那么痛吗?"是的,如果按照0—10给疼痛程度进行分级,0为无痛、10为剧烈疼痛,分娩时的宫缩痛就是10级剧痛,堪比烧伤痛,而且是持续十几个小时甚至更长时间的超级疼痛啊!"那岂不是要达到痛不欲生的地步啊?"宝妈不要着急,分娩镇痛来帮您。

1. 什么是分娩镇痛?

分娩镇痛,顾名思义就是减轻分娩时的疼痛。我们可以通过各种方法,包括导乐陪伴分娩、按摩、拉玛泽呼吸法、韩氏仪、椎管内麻醉镇痛等多种方法,在不影响宫缩的前提下,阻断分娩疼痛感觉,使分娩时的疼痛减轻甚至消失。分娩镇痛不仅可以减少疼痛的折磨、分娩时的恐惧和产后的疲倦,还能让准妈妈充分休息,适当进食,积攒体力与能量,为一朝分娩做好充分的准备。而刚刚提到的椎管内麻醉镇痛,就是我们所熟知的"无痛分娩"。

2. 分娩镇痛真的能做到无痛吗?

"大夫,我要打分娩镇痛!"这是大多数宝妈进入产房后的第一句话。分娩镇痛真的这么神奇,可以让产妇无痛吗?其实疼痛是一种主观感受,每个人对疼痛的感受不同,分娩镇痛是根据每个准妈妈的特点,精准定量地给予镇痛药物,把宫缩痛降至可耐受水平。据统计,实施分娩镇痛后大约85%的宝妈可以达到完全无痛,仅保留轻微的子宫收缩感，约 12% 的宝妈疼痛缓解适度，但也有 3% 的宝妈镇痛失败，所以医学上称为"分娩镇痛"，而不是"无痛"。当然，完全无痛也是可以实现的，但是可能要牺牲运动功能和宫缩效能来实现，这样就不利于宝妈自由活动，也会影响产程进展。要知道，一直卧床对分娩是很不利的。而且，无法感到宫缩痛，宝妈心理上对分娩的感觉就消失了，在宫口开全后，宝妈无法感知并配合宫缩痛，做憋气加腹压的动作，分娩将不能顺利进行。所以，麻醉科和产科医师经过几十年的磨合，达成一致的观点，就是让准妈妈宫缩痛的程度，宫口开全之前评分是 3 分，宫口开全至胎儿分娩保持 5—7 分疼痛。整个过程中疼痛评分较低且准妈妈对疼痛无法感知的时候，我们通常会在宫口开大 8cm 左右或判断即将分娩的时候酌情关闭分娩镇痛设备，适度增加宫缩痛的信号，有利于孕妇配合分娩。

3. 分娩镇痛的原理是什么呢？

分娩镇痛包括非药物镇痛法和药物镇痛法，硬膜外麻醉镇痛是目前应用最广的分娩镇痛方法，镇痛效果好、副作用小。这种镇痛方式是由麻醉医生在无菌条件下，局部麻醉后在宝妈的腰椎间隙穿刺置入一根很细的导管（操作过程与剖宫产麻醉是一样的），经导管持续低剂量泵入镇痛药物以减轻分娩疼痛。穿刺时宝妈需要侧卧位，头和膝盖尽量贴近肚子弓成大虾状，穿刺时腰部会有轻微疼痛或酸胀感；镇痛所用的药物主要是一种具有感觉与运动分离效能的局部麻醉药，可以阻断痛觉的传导，但对运动功能影响不明显，所以分娩镇痛期间宝妈可以活动自如。

4. 什么时候可以开始分娩镇痛呢？

"我怕痛，能不能一开始疼痛就给我实施分娩镇痛啊？"目前国际指南的建议是，只要准妈妈临产以后，无论何时有镇痛需求，在麻醉师评估没有禁忌症的情况下，都可以启动分娩镇痛。但是在公立医院，由于分娩量大、医护人员数量相对不足（与私立医院相比），我院目前的情况是准妈妈临产后，一般宫口开大 2cm，进入产房待产，在产房内实施分娩镇痛。当然，有些情况特殊的宝妈，经评估可更早一步实施分娩镇痛，但前提是在产科医师评估已经进入临产状态才可以。

5. 分娩镇痛会影响分娩吗？

这个问题，不仅是宝妈们关心的问题，也是产科医生们所关注的问题。要知道，产科医生们更希望宝妈们顺利分娩、母婴平安啊！

关于产程：分娩镇痛可以大幅降低因剧烈疼痛对宝妈情绪及宫缩的影响，使其情绪放松、宫颈松弛，不仅不影响产程，甚至还可以缩短产程，权威的研究也证实了分娩镇痛对产程的促进作用。

关于活动：实施分娩镇痛后的准妈妈一直处于清醒状态，不影响下肢肌肉的力量，可以自由活动，只要没有卧床指征，就可以正常活动，但要征得产房医护人员的准许方可下床，同时要注意背后的导管，防止脱落。

关于分娩：分娩镇痛主要阻滞痛觉的传导，对宫缩和腹肌力量的影响极小，所以在宫口开全需要屏气用力的时候不用担心用不上劲。

关于剖宫产：自然分娩是否改成剖宫产，与分娩镇痛没有必然的联系，在分娩镇痛过程中如需进行紧急剖宫产，麻醉医生可以通过镇痛留置的导管直接给药麻醉，免去再次麻醉穿刺的过程，为快速手术争取宝贵的时间；当然，也有导管脱落、移位导致给药困难，需要重新穿刺或改变麻醉方式的情况，但不会影响手术的实施。

6. 分娩镇痛的操作流程？

"如果我要求分娩镇痛，我该怎么做呢？怎么预约呢？我不想痛太久呢。"宝妈不要紧张，我们产房配有专门实施分娩镇痛的麻醉师，时刻准备为您保驾护航。如果宝妈已经临产，一般宫口开大2cm进入产房，先做胎心监护，确保宝宝在宫内一切正常，有镇痛的需求，就可以向医护提出分娩镇痛。产科医师/助产士及麻醉科医师综合分析宝妈的情况，排除禁忌症后，会向宝妈和家属告知风险，签署同意书，然后拟施行分娩镇痛。分娩镇痛前宝妈们一定要解小便排空膀胱，由助产士开放静脉通路，也就是输液之后进行镇痛，宝妈需要取侧卧位，由助产士协助弓成大虾状，麻醉师在后腰上穿刺，进行分娩镇痛操作，大概耗时10分钟。在操作过程中可能还会经历几次宫缩痛，需要宝妈尽量忍耐疼痛，保持不动，以免出现并发症造成损伤。操作成功后由医护人员监测血压、脉搏等生命体征，并进行胎心监护，宝妈继续轻松待产。

讲完分娩镇痛，宝妈们是不是对自然分娩更有信心了？"快乐产房，舒适分娩"是我们的目标，愿分娩镇痛让宝妈们轻松待产，不再"痛不欲生"，舒适度过新生命到来的过程，尽情享受为人母的喜悦。

侧切和产钳

"大夫，我想自己生，可我害怕侧切，能不能不剪啊?""万一生到最后生不了，听说还得用个大钳子把孩子拽出来，会不会损伤宝宝啊?"下面，咱们来聊聊侧切和产钳，提高认识、增强信心、共同努力!

1.会阴侧切

分娩是正常的生理过程，大多数的准妈妈在宫口开全后，在助产士的悉心指导下都能顺利生出小宝宝，无须过多的人为操作。但有些情况下为了减少产道阻力、避免严重裂伤、保护盆底功能，需要使用一些外科技术，如用剪刀在会阴做一个切口以扩大阴道出口的手术，即大家所熟知的会阴切开术。在北京妇产医院，会阴切开术并不是常规手术，而是指征限制性手术，且多为会阴左侧切开术，实施率一般也就在 20% 左右。

（1）侧切的过程

在实际工作中，通常的经验是当阴道口可以看到胎头露出直径3—4cm 时行会阴侧切。此时能够避免产道裂伤、盆底肌肉过度拉伸和失血过多。助产士撑起要切开的阴道侧壁并推开宝宝的头，拿特制的钝头剪刀（可防止损伤宝宝），于阴道口下缘的左侧方倾斜 45 度，在宫缩开始时剪开一个长度 4—5cm 的切口，剪开的部分包括皮肤、肌肉和部分阴道黏膜。继而协助宝宝低头，使宝宝头部以最小经线在宫缩间歇期缓慢通过阴道口。待分娩结束，检查完胎盘并常规检查、处理宫颈及阴道裂伤后会缝合切开的伤口。

看到这里，很多准妈妈心里一定在发怵。既然是手术，会阴侧切一定很疼吧？放心，实施侧切之前，助产士会为准妈妈打麻醉药的。通常需要打两针——一针是对阴部神经的整体麻痹，另一针是在准备侧切的切口处进行局部麻醉。麻醉药也会让孕妇盆底肌肉彻底放松。待麻醉药充分显效后进行侧切，准妈妈基本是感觉不到疼痛的。同时，侧切时准妈妈大多感觉到的是宝宝的头压迫肛门的极度憋胀的感觉，侧切带来的疼痛感觉自然就更是微乎其微了。此外，所用的麻醉药与宝宝没有任何关系，对宝宝不会有任何不利的影响。

（2）侧切的临床应用

准妈妈们肯定会问，到底什么情况下需要会阴切开呢？这个方法有什么益处呢？对阴道试产的准妈妈，助产士都会动态评估盆底及会阴条件，经知情同意，在以下情况下会考虑行会阴侧切术：

会阴质地韧、肌肉组织厚、水肿，会阴有手术疤痕等致阻力增大；会阴较短、阴道后壁和直肠壁空间较小、耻骨弓低等，估计自然裂伤可能伤及直肠周围肌肉；需进行胎吸助产、产钳助产、臀位助产或肩部分娩困难时，可缩短产道距离，扩大产道出口，便于操作；对准妈妈而言，因特殊情况需要缩短第二产程尽快结束分娩，避免过度使用腹压，如合并心脏病、并发妊娠期高血压疾病等；对于宝宝而言，胎儿缺氧需立即分娩，体重过大（大于4000g）、胎位异常（臀位、面先露）。

（3）侧切伤口并发症的防治

虽然会阴侧切只是一个简单的分娩期手术操作，但因为伤口在尿道口、阴道口、肛门交会的部位，仍然可能会发生一些并发症，值得准妈妈们关注。最常见的是切口愈合不良、水肿及切口裂开，甚至组织坏死和感染。这其中除与医护人员缝合技术、无菌操作相关外，还与准妈妈自身的因素有关系，比如贫血状态未纠正、产后营养不良、产后会阴伤口局部卫生条件差、护理不到位等。所以，侧切分娩后的妈妈们应该有针对性地进行伤口的处理。

①孕期贫血或者产时出血多的，要继续服用药物尽早纠正贫血。产后加强营养，均衡饮食，多吃新鲜蔬菜水果，不吃辛辣食物，保证蛋白质的摄入量。②注意伤口局部卫生，及时清理伤口及周围的血迹；勤换卫生垫，避免湿透；大小便后建议用清水冲洗会阴部。③尽量减少对伤口侧的挤压：坐时重心偏向右侧以防伤口受压切口表皮错开；伤口愈合期间应采取右侧卧位，减少血肿发生，也可防止恶露反复流向伤口感染组织；若便秘难解，可用开塞露帮助通便。④在拆线前缝合线会勒得很紧，可能出现会阴及伤口水肿，可用碘伏纱布或者 50% 的硫酸镁溶液湿敷，每天做两次。卧位时抬高臀部，以利回流。⑤术后疼痛也比较常见，早期（如产后 24 小时）妈妈们可以进行局部冷敷，减轻肿胀，减少不适。可配合局部理疗，促进伤口愈合，但注意不要烫伤。但如果疼痛逐渐加重且持续，伤口肿胀，有硬结等需要及时呼叫医生进行检查，排除伤口血肿及感染。

（4）会阴侧切会影响性生活吗？

相信这是很多准妈妈以及准爸爸心中的顾虑。会阴切开后，阴道和会阴大约在一周内愈合，产褥期后再配合盆底功能的康复锻炼，经过一段时间即可完全恢复正常。阴道仍然可以保持良好的弹性，对日后性生活无明显影响。准妈妈们应消除对会阴切开的畏惧心理。当然，我们也还要重视盆底功能的康复，为今后的"性福"打好基础。

2.产钳

产钳首次设计于 16 世纪末 17 世纪初，历史悠久。产钳术是阴道助产常用且重要的手术，是处理第二产程难产的主要方法。很多准妈妈闻"钳"色变。一想到用金属钳子把宝宝从阴道里拽出来，恐惧和抵触心理强烈，不免将之视为畏途。下面就为准妈妈们介绍一下产钳的作用、产钳的使用以及对母儿的影响，借此揭开产钳的神秘面纱，也解开准妈妈心中的疑团，从而更好地配合医生。

产钳的大小和形态多种多样，但基本上由两个适合宝宝头颅大小的交叉的钳叶组成，叶部有两个弯曲：头弯内凹外凸，适合胎头形状；盆弯向上弯曲，适应产道弯度。现行的产钳分类根据宝宝头部骨质成分最低部位在骨盆内位置而定。为了保障母婴安全，减少准妈妈及宝宝的损伤、改善预后，已经取消了高位、中位产钳，出口产钳（在阴道口可见头皮，胎头在会阴处）和低位产钳（胎头最低点在坐骨棘，一种骨盆骨性标志，下 2cm 而未达盆底）单纯从方法学上是安全、可靠的。

（1）作为难产的主要处理手段，在哪些情况下需要应用产钳迅速终止妊娠呢？

准妈妈的指征：心脏病、肺功能损伤、高血压、产时感染、癫痫、精神分裂症、子宫有疤痕、宫缩乏力、第二产程延长。

宝宝的指征：脐带脱垂、胎盘早剥、胎心异常、胎儿缺氧。

（2）应用产钳需具备的条件有哪些呢？

①无明显的头盆不相称；②宫颈口已开全（10 指，这是极不专业的说法啊，我们叫开全，也就是宫口开大 10cm）；③胎膜已破；④宝宝是

枕骨先露；⑤宝宝存活。

（3）产钳的使用步骤

当准妈妈存在前述指征时，为了确保母婴安全，需迅速应用产钳助产术结束分娩。准妈妈摆好体位后的产钳使用步骤为：给予导尿→双侧会阴组织麻醉（同侧切介绍）→阴道检查评估是否能实施产钳→会阴切开术→医生在助产士的协助下放置钳叶并扣锁两叶→再次检查确认产钳的位置是否放置妥当→在宫缩期按骨盆轴方向适当、均匀、缓慢用力牵拉使宝宝娩出。

其实，产钳最根本和最显著的功能是牵引，使胎头下降。牵拉与宫缩是同步的，并与准妈妈自然向下屏气用力相配合。在病情允许的情况下，医生会尽可能地模仿自然分娩。在产钳试产时，如果不能满意地放置产钳，或虽放置成功，但牵拉2—3次胎头无下降，或者产钳滑脱，医生会停止操作，以剖宫产结束分娩。

（4）产钳的并发症

产钳作为助产手段，是一项技术性要求较高的操作，其是否出现并发症与产钳位置及儿头旋转角度以及医生的操作经验相关。准妈妈不用担心，在我们医院都是由有经验的高年资医生来完成的。

侧切和产钳都是为了确保准妈妈和宝宝在分娩中的安全而有指征地实施的，是安全有效的产科助产技术，希望宝妈了解了之后能消除畏惧心理，积极配合医生和助产士，获得最佳分娩结局。

产钳

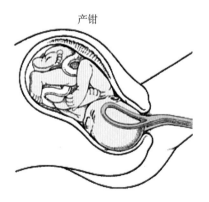

准妈妈方面：产道损伤，如会阴、阴道、宫颈裂伤及血肿形成，产后医生会由内向外检查产道并仔细缝合；产后出血发病率较高；继发性感染的危险性高，术后常用抗生素预防感染。产钳助产分娩后因产程长，宝宝的头压迫孕妇膀胱久易发生尿潴留，产后宝妈们要勤排小便，如果排尿困难可留置导尿管。

宝宝方面：头面部皮肤压挫伤，多为表浅损伤。准妈妈们不用紧张，保持宝宝皮肤破损处干燥，可涂抹百多邦预防感染，皮损很快修复，通常不留疤痕；头皮水肿及头部血肿，操作时间长、牵引力大所致，水肿一般要72小时左右吸收，血肿在生后数周或3个月内吸收，无须特殊处理；由于产钳位置不正，严重者可引起宝宝面神经损伤、眶骨骨折、眼球出血等，需要专科就诊，此种情况极为少见。

生转剖是受二茬罪吗？

生转剖是受二茬罪吗？随着孕产医学知识的普及，现在孕产妇越来越认识到自然分娩对自己及胎儿的益处，因此愿意选择自然分娩。但是随着临床中"生转剖"个案的出现，"妈妈群""妈妈帮"里的准妈妈们又开始担心生宝贝的时候既受了宫口打开之痛，却又没有自然分娩成功最终还是挨了一刀，担心这种"二茬罪"发生在自己的身上。甚至有些妈妈会因此放弃自然分娩的机会，直接选择剖宫产。您是不是也存在这样的想法呢？其实遭受"二茬罪"是值得的。

1. 何为"生转剖"？

"生转剖"就是指在生产过程中，宝妈刚开始是阴道试产，但因为各种意外原因，为了分娩过程能够更顺利，保证产妇和胎儿的健康，所以就转为剖宫产。而这就意味着产妇不但要承受生产前的阵痛，也要承受剖宫产之后身体恢复期的疼痛，这件事对于产妇来说的确是有些残酷。但是，"生转剖"的产妇在剖宫产之前也经过一定时间的宫缩，宝宝在前期试产的过程中也会受到产道的挤压，因此"生转剖"和直接剖宫产是不一样的。

2. "生转剖"对产妇和胎儿的有益影响

（1）对产妇的影响：① "生转剖"的产妇子宫进行了多次的自行宫缩，子宫下段肌层变薄，局部的血液供应变少，因此剖宫产手术过程中可减少出血；②"生转剖"的产妇子宫进行了多次的自行宫缩，因此，产后的宫缩就较为顺利，有利于子宫复旧，子宫复旧不良的发生率降低；③"生转剖"的产妇产后的宫缩较为顺利，有利于产妇恶露的排出；④"生转剖"的产妇经过多次子宫自行宫缩的刺激，体内雌孕激素会发生变化，产妇开奶较早，有利于促进母婴接触，降低产后抑郁的发生。

（2）对胎儿的影响：①"生转剖"的胎儿经过几小时的宫缩，使得胎儿肺部得到锻炼，有益于胎儿出生后的呼吸系统发育；②"生转剖"的胎儿经过几小时的宫缩和产道挤压，有益于肺里面羊水的排出；③"生转剖"的胎儿经过几小时的宫缩，有益于胎儿心脏收缩及舒张功能的锻炼。

因此，基于以上益处，准妈妈们切不可因为担心受"二茬罪"而放弃自然分娩的机会。

3. 有益于成功自然分娩的孕期措施

控制体重：怀孕期间准妈妈都很重视饮食营养，如果不注意控制体重，就会造成腹中胎儿发育过大，分娩时无法顺利通过产道，就只能依靠手术了。孕早期 3 个月内体重增加 2kg，孕中期 3—6 个月和孕晚期 7—9 个月各增加 5kg，前后共增加 12kg 左右。

均衡饮食：合理均衡的饮食是控制体重的理想方法，更容易顺产。准妈妈在孕期要学会控制自己的饮食，不能天天大鱼大肉地吃。只要保证每天按时按量进食，少食多餐，基本就够准妈妈及宝宝的生长发育了。同时准妈妈还需要注意自己的饮食结构，多吃新鲜水果、蔬菜，保证营养均衡。

适当运动：适当运动不仅是控制体重的理想方法，而且可以增强分娩的力量，有利于自然分娩。最适合准妈妈顺产的各项运动有哪些呢？当然是散步、慢跑、游泳、孕期瑜伽等这些动作比较轻柔的项目了。锻炼时间要循序渐进，切记不能饿着肚子运动。

孕晚期仍要坚持适当的运动：在没有并发症的情况下，准妈妈们在妊娠晚期不应总是卧床休息，而应保持正常的活动及生活自理，这样可锻炼肌肉和韧带，增强体力，增强分娩的力量，对于自然分娩有好处。

放松心情：保持心情愉快、放松心情，对自己有信心最容易顺产。焦虑紧张会延长产程，使顺产更不容易。产妇在生产时应保持稳定的心情，一旦宫缩开始，积极配合医生，相信在医生和助产士的帮助下自己会安全、顺利地度过分娩期，迎接宝宝的来临。

学习分娩相关知识：准妈妈需要对分娩有全面而准确的认识。准妈妈可通过阅读一些妇产科方面的书籍和参加医院产科开展的相关课程，了解顺产的过程和应对方法。

拒绝负能量：准妈妈要拒绝了解过多的产房负能量，若是相信这些负能量，会不利于自然分娩。

总之，一般 80%—90% 的产妇都具有自然分娩的能力，准妈妈们要对自己充满信心，做好准备，规律产检，由产科医生根据产妇的身体情况和宝宝的发育情况决定分娩方式。如果有阴道分娩条件，就加油自己生！

关于剖宫产

前面说的都是阴道分娩的相关内容，但确实有一部分宝妈经过产科医生评估后，不适合阴道分娩而需要实施剖宫产手术。"Oh，My God！终于轮到我们这些'挨刀'的了。"下面介绍剖宫产前所要做的准备及注意事项。

1. 大夫，手术前我想洗个澡可以吗？

剖宫产分为急诊和择期两种，急诊剖宫产是宝宝或者准妈妈有紧急情况，严重的可能会危及生命，需要立即终止妊娠，来抢救宝宝或者准妈妈。这种情况一般比较紧急，可能在几分钟之内就需要做手术，这时候就没有时间洗澡了哦。这个时候准妈妈们要做的就是积极配合医生、护士，及时完成手术，以确保自身及宝宝的生命安全。准妈妈们一定不要害怕哦，很快就要和宝宝见面了，相信医生就行了。

而择期剖宫产是有计划的，这样就有充分的准备时间，当然也就可洗澡准备一下了。一般会提前一天住院，入院当天做些术前常规的检查，如B超、胎心监护等，及时探知胎儿各方面状况。但是准妈妈不要随意离开病房，以便随时配合医生、护士的检查及手术前准备工作，如验血、配血等。

术前一晚不要过度紧张，可以慢慢地深呼吸，放松心情，好好休息，保障充足睡眠，全心信任医生，并对手术充满信心。想想每天有那么多的准妈妈都要经历剖宫产，我们也一定能顺顺利利的，加油哦！

2. 手术前都要签字吗？好害怕呀，我会不会出什么意外呀？

不管是急诊剖宫产还是择期剖宫产，手术前都要签手术、麻醉知情同意书。准爸爸、准妈妈都要签哦，因为不管是什么手术，都有发生手术并发症的风险，都存在一定的危险系数，比如麻醉意外、术中大出血、损坏到五脏六腑、伤口不易愈合等等。剖宫产属于中型手术，自然也不例外。签字时交代的并发症是有可能发生在任何一个实施手术的孕妇身上，但是发生的概率是比较低的，即使发生，医生也有相应的处理措施。签字的目的就是让大家对手术有一个基本的了解，而不需要过度害怕。

3. 我还可以化妆吗？我还想做美甲呢……

准备手术前，准妈妈们最好不要涂抹化妆品及指甲油等，以免术中发生意外（比如产妇大出血休克），不利于主刀医师和麻醉医生观察产妇脸色、口唇颜色、甲床，更无法通过查看其颜色变化来判断休克的严重程度，耽误诊治的最佳时机。另外，进手术室的时候，准妈妈最好不要佩戴首饰，以免发生丢失、损坏或误伤的情况。

4. 手术的时候是不是不能穿衣服呀？

事先需要做好清洁工作，要保持腹部、外阴、脐窝等部位的卫生洁净，护士会帮助剔除孕妇腹部、阴部等部位的毛发。准妈妈们需穿着病号服进入手术室（不能穿个人衣物）。在手术之前要脱掉包括内衣裤在内的所有衣服，便于手术室的麻醉医生、手术护士、手术医生消毒及操作。

5. 为什么手术前不能吃东西呢？我好饿呀。

一般手术前一天的晚上十点以后就不能吃喝了，因为麻醉的主要并发症就包括了呕吐和反流，如果胃里有没消化完的食物，术中易发生恶心、呕吐，易使呕吐物进入气管内，继而导致气道梗阻，可造成窒息死亡，很危险。如果觉得饿，可以告诉医生，他们会给您输些葡萄糖以补充能量。

6. 可以不插尿管吗？好难受……

手术当天进手术室前要留置导尿管，这是为了保护我们的膀胱，因为如果膀胱里有尿，手术中就可能会损伤它，手术后由于麻醉的作用也会发生自主排尿困难。虽然插尿管可能会有点难受，但是一般都是可以接受的，为了手术安全和宝宝顺利娩出，宝妈们就忍耐一下啦。

7. 关于麻醉

"我好怕痛，手术痛不痛啊？"

剖宫产采取的麻醉方式一般为腰硬联合麻醉，顾名思义，就是在腰上打一针麻药。它属于半身麻醉，即腹部往下是没有痛觉的，注意是没有"痛觉"哦，牵拉、撕扯、挤压还是能感觉到的，而上半身感觉是正常的，意识也是清醒的，所以准妈妈们可以"看着"你们亲爱的宝贝出生，听到他们响亮的哭声，还可以和宝宝贴贴脸，皮肤接触。手术后在后背还要留一根又细又长的管子，连接上"镇痛泵"，可以明显减轻术后的疼痛。

有一些极少数的特殊情况，是需要全麻的，比如一些非常紧急的情况下，来不及腰麻；或者准妈妈有腰部的疾病，比如腰椎间盘突出、强直性脊柱炎、腰部手术史等等，还要结合腰部损伤的部位，术前由麻醉师做一个评估，看是否适合腰麻，如果有腰麻的禁忌，就只好全麻了。

8. 关于手术

麻醉好了以后翻身平躺，进行消毒、铺无菌单，手术就要开始了。

191

肚皮上切口考虑到美观的问题，一般选择横切口，在耻骨联合上方 3—4cm 的位置，根据胎儿大小，长度一般 10cm 左右。有一些特殊情况会选择纵切口，比如合并卵巢的肿物、合并巨大的子宫肌瘤、剖宫产同时需要探查腹腔等等，位置在脐部下到耻骨联合上，长度在 12—13cm。如果宝妈原来做过腹部手术的话，我们会尽量使用原切口而不会再做一个切口的。

　　相信大家都听过剖宫产要把肚子切开 N 多层，那么到底几层呢？我们来数一数：腹壁皮肤、皮下脂肪、筋膜、肌肉、腹膜、子宫浆膜层、子宫肌层、羊膜。果然好多层啊！是不是头都大了？不用担心，这些小问题就交给手术医生好了。子宫切口最常用的是子宫横切，子宫下三分之一的位置，横行切开子宫的浆膜和肌肉，然后把胎儿娩出来；横切口的层次比较薄，出血会少，所以术后恢复比较快，并发症会少一些。所以即使腹壁上的切口是纵行的，子宫上的切口一般也是横的。在一些特殊的情况下，比如患者以前做过子宫体部的手术，或者是急救的情况下为了快速地切开子宫，那么也会采取子宫体部的剖宫产术，但是这种情况出血比较多，术后恢复得相对比较慢，下一次妊娠的时候发生子宫破裂的概率相对要大一些。

　　下一步就要娩出胎儿了，根据胎儿位置的不同，要托胎儿的头部、胎儿的臀部或者牵拉胎儿的双脚，逐步将胎儿娩出，然后再给胎儿断脐，断了脐带胎儿和妈妈就分开了。他（她）就成为一个完全的新的个体——新生儿。

　　胎儿娩出后，要把胎盘、胎膜也娩出来，然后清理子宫。接下来就是要缝合子宫，子宫的切口是用高分子、可吸收的缝合线缝合，有利于日后的愈合。子宫缝好以后，还要逐层地缝合刚才说的那 N 多层腹壁。最后，肚皮上我们能看到的切口是用可吸收线皮内缝合的，就是大家说的美容缝合不用拆线哦。

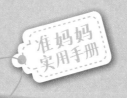
准妈妈实用手册

PART 6

产 后 篇

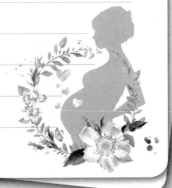

产后排尿

孕期由于雌孕激素等分泌增加及钠盐在体内储存量明显上升的影响，准妈妈体内潴留了大量多余的水分，分娩后需要迅速排出。除了大量排汗之外，水分主要经肾脏排出。所以产后 1 周内尿量会明显增多，出现尿频现象，每天可排出 2000—3000ml 尿液，这属于正常的，之后会自行恢复，不必为此担心。分娩过程中，由于胎头下降压迫膀胱，导致膀胱黏膜水肿、充血及肌张力降低。另外，由于会阴伤口疼痛刺激、不习惯床上排尿等原因，在阴道分娩后 6 小时内，一些产妇可能会出现第一次排尿困难。这时，需要适量喝些温开水，产后 4 小时内即使没有尿意也要主动排尿，避免膀胱过度充盈加重排尿困难，同时影响子宫收缩而造成产后出血量增加。

一旦出现排尿困难，也不要过度紧张，听从医护人员的建议，尽可能坐起或到卫生间坐到马桶上排尿，并采取一些诱导排尿的方法，如温水冲洗外阴、排尿时打开水龙头听流水声、热敷下腹部，必要时肌肉注射药物（甲硫酸新斯的明 1mg）促进排尿，观察半小时内是否可以排尿。如果使用上面的方法都无效时，就要进行人工导尿了（插尿管），导尿后一般需要留置导尿管 2—3 日后再拔除，之后基本上就可以恢复正常，自解小便了。

母乳喂养、乳房护理、乳腺炎

1.母乳喂养

母乳对宝宝来说，是最好的天然食物，母乳喂养是喂养婴儿的最佳方式，对宝宝和宝妈来说都是有好处的。所以，没有特殊原因，妈妈要尽可能给宝宝进行母乳喂养。那如何进行正确的母乳喂养呢？

（1）尽早进行母婴皮肤接触和早吸吮

宝宝出生后 20—50 分钟内吸吮反射表现最为强烈，宝宝对哺乳和爱抚很感兴趣。在此期间，宝妈要在护理人员的帮助下，尽早（1 小时内）与宝宝进行皮肤接触（宝宝裸体趴在妈妈胸前）并吸吮乳头（早吸吮）。这样可以使宝妈体内产生更多的泌乳素和催产素，有利于乳汁的分泌，同时可以促进宝妈的子宫收缩，减少产后出血。

如果是阴道分娩，宝宝出生后无特殊情况，医务人员会立即将宝宝与妈妈进行皮肤接触，在 1 小时内宝妈就可以开始哺乳了，要做好心理准备呦！如果是剖宫产，给宝宝断脐后，穿好衣服，会让宝宝与宝妈以贴贴脸的方式进行皮肤接触，宝宝回到病房后再次进行皮肤接触并早吸吮。

 特别提醒宝妈们：

一定要认识到初乳的重要性呦，要使宝宝尽可能吃到初乳。初乳就是宝妈产后最初几天分泌的乳汁，呈淡黄色。"初乳如金"，初乳容易被宝宝吸收，而且营养价值极高，可以帮助宝宝增强抵抗力，抵御各种感染，还可以促进宝宝尽早排出胎便、减轻黄疸症状和预防过敏。

（2）母乳喂养的技巧与方法

要进行母乳喂养，宝妈就要学会正确哺乳的方法。分娩后，护理人员会及时对宝妈进行指导和协助母乳喂养，此时宝妈要克服产后身体不适，认真学习并进行实践，特别是初为人母、没有哺乳经验的宝妈。因为，正确的哺乳姿势会使宝妈和宝宝都感觉舒适，有利于母乳喂养的成功和长期坚持，下面就介绍一下母乳喂养的技巧与方法。

母乳喂养时抱宝宝的姿势：哺乳时宝妈可以采用的姿势有摇篮式、抱球式（橄榄球式）、交叉式和侧卧式，每种姿势都有特殊的优势，宝妈可以选择自己感觉最舒适和最有效的哺乳姿势进行哺乳。

无论选择哪种姿势哺乳，都要掌握下面的姿势要点：

宝妈的身体放松，宝宝的身体贴近宝妈；宝宝的头和身体呈一条直线（不能让宝宝扭着脖子吃奶，这样宝宝会不舒适，甚至影响含接乳头的效果，进而影响吃奶，甚至引起乳头皲裂）；宝宝的脸贴近乳房，鼻子对着乳头，下颌触到乳房（注意不要使乳房堵住宝宝的鼻子）；宝妈的手臂托着宝宝（新生儿）的头、肩及臀部。

吸吮时宝宝正确含接乳头的姿势要点：宝宝嘴张大，下唇向外翻，将乳头和大部分乳晕含在口中；舌头呈勺状环绕乳头；面颊鼓起呈圆形；宝宝嘴上方的乳晕比下方多；吸吮时慢而深，可看到吞咽动作或听到吞咽声。

哺乳时宝妈正确托乳房的方法：大拇指和食指呈"C"形，食指支撑乳房基底部，大拇指轻压乳房上方，其余三指并拢贴在乳房下的胸壁上，手指放在乳头根部上方2cm，不能太近，以免影响宝宝含接乳头的效果。注意不要使用"剪刀式"托乳房（当乳汁过多宝宝出现呛奶时，可适当使用"剪刀式"托乳房，适度减少乳汁排出量，避免呛奶）。宝宝含接好后，宝妈及时撤出手来搂抱宝宝，保持一个舒适体位就可以了。

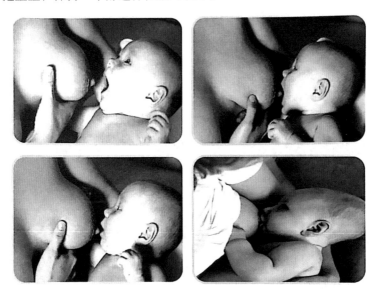

哺乳时宝妈的体位：哺乳时根据宝妈和宝宝的身体情况以及宝妈的喜好，可以采取卧位或坐位哺乳。不论采取哪种体位，宝妈都要注意掌握正确抱宝宝的方法、吸吮时宝宝含接乳头的正确

姿势以及宝妈托乳房的正确方法。还要特别提醒宝妈们，坐位哺乳时，座椅高度要合适，肩部放松，后背最好用靠垫支撑。如果哺乳时将宝宝放在宝妈的双膝上，最好用枕头或哺乳枕将宝宝适当托高一些，避免宝妈的身体过于前倾引起不适和劳累。侧卧位哺乳时，宝妈和宝宝都要侧卧，宝妈的头要枕在枕头边缘处，哺乳侧的手臂弯曲上举放于枕边，不要搂住宝宝的头部，宝宝的头直接躺在床上（不要枕在妈妈的手臂上），要保证宝宝的头部能够自由活动，避免乳房堵住宝宝的鼻子而引起呼吸不畅。

（3）母乳喂养次数和时间

分娩后最初几天，为了使宝妈尽快分泌更多乳汁来满足宝宝的需求，24 小时内要让宝宝吸吮至少 8 次以上，并且夜间也要进行吸吮，因为，夜间分泌的泌乳素比白天要多，更利于乳汁的分泌。所以，宝妈不要怕辛苦而在夜间不进行哺乳。每次哺乳持续的时间存在个体差异，一般情况下，每次哺乳持续 10 分钟以上，如果过长（30 分钟以上）或过短（少于 4 分钟）可能有一些问题，需要查找一下原因。

之后，随着乳量的增加，只要做到按需哺乳就可以了，也就是宝宝饿了或宝妈乳房涨了就及时进行哺乳。另外，只要宝宝想吃，在同一侧乳房愿意吃多长时间就吃多长时间（头几天大约 10—20 分钟），然后，轮换吃另一侧乳房，这样既可以刺激两侧乳房都分泌乳汁，又可以保证宝宝得到均衡的营养。

如果宝妈的乳汁充足，从有益于母婴健康的角度来说，纯母乳喂养可以满足宝宝 6 个月前生长发育的需要。6 个月之后在及时添加辅食的基础上，可以继续进行母乳喂养至宝宝 2 岁及以上。如果条件允许，宝妈一定要坚持哟！

（4）如何判断宝宝是否吃饱？

分娩后最初几天，许多宝妈总感觉自己没有乳汁或乳汁比较少，担心会饿到宝宝。其实，这段时间宝宝的需求量也并不多，不必过分担心。出生后第一天，宝宝的胃容量为5—7ml（玻璃弹珠大小）；第二天为10—13ml，第三天为22—27ml（巨峰葡萄大小）；第四天为36—46ml，第五天为43—57ml（乒乓球大小）。通常情况下，只要做到频繁哺乳（24小时8次以上）基本上就可以满足宝宝的需求了。

如何判断宝宝是不是吃饱了呢？通常情况下，如果分娩后1周内，宝宝每天小便次数与出生天数相当，体重下降不超过出生体重的10%，1周后，随着乳量的增多，每天小便达到6次以上，基本上就可以判断宝宝是吃饱了。

2. 乳房护理

每次哺乳前，宝妈应先洗手并用温水清洁乳房及乳头，不要使用肥皂、酒精等进行清洗，以避免引起乳头皮肤干燥导致皲裂。建议宝妈哺乳期间佩戴哺乳胸罩（大小要合适，而且不要有钢托），否则易发生乳腺管堵塞。哺乳过程中，如果遇到下面的情况应及时处理：

（1）乳头皲裂

哺乳开始的最初几天，宝妈乳头表面出现裂口，称为乳头皲裂。发生乳头皲裂时，宝妈哺乳时会感觉疼痛，如果有细菌感染会发生乳腺炎。

乳头皲裂最主要原因是宝宝含接乳房的姿势不正确，宝宝没有把整个乳头和大部分乳晕含在口中。所以，宝妈要及时纠正宝宝含接乳房的姿势。如果反复发生含接困难，要请医生检查宝宝是否存在舌系带过短的问题。

皲裂较轻时可以进行哺乳。最好先喂健侧乳房，再喂患侧。哺乳前用热毛巾湿热敷乳房3—5分钟，挤出少许乳汁，使乳晕变软，利于宝宝含吮乳头和大部分乳晕。哺乳后挤出少许乳汁涂在乳头和乳晕上，避免短暂暴露和干燥，也可涂一些乳头修护霜，促进皲裂的愈合。破裂严重时要暂停哺乳，可挤出乳汁或用吸奶器吸出后喂给宝宝。要按说明正确使用吸奶器，不然的话可能会加重乳头皲裂。

（2）乳房肿胀

表现为乳房皮肤紧绷、红肿、胀痛、乳汁排出困难，甚至出现体温升高。

发生乳房肿胀的原因包括：宝宝出生后没有做到早吸吮、哺乳时含接姿势不正确、没有做到按需哺乳、母婴分离时未按时挤奶等引起乳腺管不通畅时，造成乳房过度充盈。

乳房肿胀会引起宝妈身心不适，处理不当容易发展为乳腺炎。所以一旦发生乳房肿胀，必须及时采取措施进行处理。首先，帮助宝宝采取正确的含接姿势并频繁地吸吮乳房。要知道，宝宝是最好的吸奶器呦！如果因各种原因宝宝不能吸吮，要用手挤奶或用吸奶器将乳汁吸出。挤奶或吸奶前，先用热毛巾湿敷乳房3—5分钟，然后再用润滑剂（橄榄油、乳房按摩乳等）适度按摩乳房。这样，有利于乳汁的排出。

3. 乳腺炎

乳腺炎是乳腺的炎性反应，主要表现是红、肿、热、痛，局部肿胀，体温升高。当乳房过度充盈、乳腺管阻塞或乳头皲裂等处理不当时，有可能发展为乳腺炎。

（1）乳腺炎虽然比较常见，却可以预防。如何预防呢？

首先，要做到按需哺乳。对新生宝宝来说，24 小时内通常要喂奶8—12 次，甚至更多。如果妈妈乳房充盈得比较厉害，要及时哺乳，如果宝宝不想吃奶，就需要挤出部分乳汁，减轻乳房充盈程度。其次，哺乳时，宝妈要做到使宝宝的含接姿势正确。另外，不要总是用一种姿势哺乳，要多更换哺乳姿势，有利于吸出乳房各乳腺管内的乳汁，避免个别乳腺管阻塞。最后，要尽可能预防乳头皲裂，一旦发生应及时治疗，防止细菌侵入引起感染。

（2）如果发生了乳腺炎宝妈该如何做呢？

①要尽早到医院处理和治疗，减少发生乳房脓肿。

②可以继续母乳喂养或挤奶喂养。患乳腺炎时，乳汁对宝宝也是安全的，妈妈不用过于担心。

③让宝宝频繁吸吮，先喂健侧乳房，再喂患侧乳房。建议尝试不同的姿势哺乳，这样有利于阻塞乳腺管中乳汁的排出。

④如果母乳喂养困难，要进行吸奶或挤奶。之前，可以用温毛巾热敷患处，有助于乳汁流出。患侧挤奶时注意不要用力过大，避免损伤乳房及乳腺管。之后，对患处用冷毛巾或专用的冷敷贴冷敷几分钟，以减轻不适。

⑤疼痛严重时，可以遵医嘱服用止痛药来减轻疼痛，有些药物在哺乳期间服用也是安全的，宝妈不必担心。

⑥如果通过以上方法处理，效果不好，需要及时就医。如果需要服用抗生素，请按医嘱服药，医生会选用对哺乳没有影响的抗生素。倘若有脓肿形成，就要接受手术进行脓肿切开引流。

自然分娩后的伤口护理

自然分娩时，助产人员可能会为宝妈进行会阴切开术，或者在会阴出现不同程度的自然裂伤后进行裂伤缝合术。为了减轻疼痛，预防感染，促进伤口愈合，应该如何护理伤口呢？

分娩后护士或助产士可能会用冰袋为宝妈冷敷会阴部，有利于减轻会阴疼痛和肿胀感。每日 2 次用药液冲洗外阴，直到伤口拆线。如果会阴部出现水肿，会用 50% 硫酸镁湿热敷来促进水肿消退。医护人员每日会观察伤口有无红肿、硬结及分泌物。如有，产后 24 小时后可以进行红外线照射。

宝妈自己尽可能保持会阴部清洁干燥，勤换内裤，2—3 小时更换一次卫生巾，大便后由前向后擦拭后，最好再行清洗会阴部。卧床休息时尽量健侧卧位，避免恶露浸湿伤口，影响伤口愈合。

正常情况下，产后 3 天进行伤口拆线。如果是阴道助产分娩，可能会需要产后 4 天拆线。如果伤口有感染，一般会提前拆线，并做进一步处理。伤口感染属于少数，请宝妈不要过于担心。

剖宫产术后的注意事项

　　相比较阴道分娩而言，剖宫产毕竟是个中型手术，在那个粉嘟嘟、超级可爱的小人儿带来的喜悦心情逐渐平复后，随之而来的伤口疼痛、子宫复旧的宫缩痛、插导尿管引起的不适等，还有网红的"术后压肚子"会给新妈妈们带来更大的挑战。术后有什么注意事项？怎样能恢复得更快？

1. 剖宫产术后宝贵的第一个屁

　　剖宫产术后，由于麻醉药物的作用和术中对肠道的刺激，会出现一过性的肠道运动的减弱，因此剖宫产术后不能马上吃东西。那么什么时候能进食，怎么判断肠道功能恢复了呢？就是"放屁"——说得专业、文明点就叫"排气"。从术后第 1 天开始，医生查房都会向新妈妈们询问："排气了吗？"就是为了判断您肠道功能是否恢复。大部分人在术后24 小时左右会排气，绝大部分人会在 48 小时内自主排气。如果您一直没有排气，还出现了肚子胀得跟鼓一样、经常打嗝，一定要及时跟医生说。因为有部分新妈妈会因为肠道功能恢复慢而出现"肠梗阻"的情况，需要医生想办法让您的肠道重新开动起来、帮您解决这个问题。

　　排气也和术后饮食情况息息相关，接下来我们就来谈谈剖宫产术后的吃饭喝水。

2. 关于吃吃喝喝那些事

　　因为剖宫产麻醉的需要，剖宫产术前需要禁食水 8 小时以上，等到剖宫产手术做完，紧张不复存在、肚子瘪瘪的新妈妈们大多第一个感觉不是疼而是饿，会问："我好饿，我能吃东西吗？"当时的答案肯定是不能吃。又做了手术，还得照顾宝宝，还不能吃东西，人受得了吗？别担心，手术后医生都会给输液，除了有抗生素预防感染外，其余的液体含有的维生素和电解质可以满足您所需的能量。那排气前什么都不能吃吗？一般在剖宫产术后6小时后可以喝水（清亮饮料），但是还不能吃固体食物。如果是上午做的手术，晚上睡前可以酌情喝点米汤。术后第一天可以喝点稠米汤、藕粉、蛋花汤等这类流质饮食；如果排气了，才能吃米粥、面片汤、馄饨等半流食。以吃清淡、好消化的食物为宜，少量多餐，给肠道一个锻炼、喘息恢复的时间，再逐渐过渡到主食和菜的普通饮食。馋嘴的新妈妈们一定不要着急，用不了几天你就能跟术前一样尽情地吃好吃的了。

3. 导尿管

剖宫产术前，为了防止术后尿潴留，避免充盈胀大的膀胱对手术视野的影响和对膀胱的损伤，准妈妈们都需要在消毒后从尿道口插入一根细细的导尿管至膀胱，引出尿液、排空膀胱。同时，剖宫产术的麻醉会对控制排尿的肌肉产生一些影响，导致短时间内可能无法自行解出小便或者小便失禁，而且留置导尿管也方便监测新妈妈术后排尿情况。因此虽然插着导尿管有一些不适，但是剖宫产手术结束后并不能立即把导尿管拔了。

那什么时候能拔这根导尿管呢？一般剖宫产术后麻醉的影响基本消退后，可以拔出导尿管。一般会在手术后第1天液体输完以后拔尿管，这样可以避免输液时解小便带来更多的不适。尿管拔了以后，新妈妈需要适当饮水并在拔除导尿管后2—4小时及时排尿。有很少一部分新妈妈会出现解不出小便的情况，如果出现这种情况，一定要告诉医生，医生会根据您的情况通过按摩、药物或针灸等方法促进排尿。

4.剖宫产术后疼痛的处理

我们都知道手术前要打麻醉药，剖宫产也不例外，考虑到麻醉方式对胎儿的影响，剖宫产的麻醉一般选用椎管内麻醉，就是我们常说的"半身麻醉"，包括腰麻（麻醉药物注入蛛网膜下腔）和硬膜外麻醉（麻醉药物注入硬膜外腔）。这种麻醉通常需要产妇侧卧、背垂直于床面、弓成虾米的样子、把腰椎亮出来，麻醉医师进行消毒、穿刺、给药的操作。一般腰麻在 5 分钟左右起效，硬膜外麻醉在 15—20 分钟起效，这种麻醉后患者整个过程都是有感觉的，但是剖宫产手术时的疼痛和下半身疼痛的感觉以及对温度的感觉都会随着麻醉药物的起效而暂时消失，所以不用担心。

现在剖宫产手术常选用腰麻和硬膜外麻醉联合麻醉，这种麻醉的镇痛效果通常在术后 3—5 小时逐渐消退。由于术后当天刀口和宫缩的疼痛感会比较明显，现在很多医院都提供术后镇痛泵的医疗服务（叫镇痛泵，而不是镇痛棒，虽然长的有点像个小棒子）。镇痛泵通过留置在硬膜外腔或静脉内一根细细的软管连接一个药物泵，自动、持续地往体内注入镇痛药物，可以维持 24—48 小时不等，能大大缓解剖宫产术后的疼痛，大家可以根据自己对疼痛的耐受情况和医生的建议酌情选择。部分对疼痛较敏感、镇痛效果不满意的产妇还可以酌情选择、服用一些不影响哺乳的口服止痛药物。我们可以和医生一起想办法，尽量让您在剖宫产术后最难过的那几天过得轻松一些。

5.伤口护理

虽然贵为新晋妈妈，但是对自己高标准严要求的小主还是忍不住想："我要怎么护理我的伤口呢？怎么护理伤口能让它恢复得最好、看不出瘢痕来？"且听我们细细说来：

首先，现在伤口大多采用可吸收缝合线皮内缝合的美容缝合，皮肤上只有一条细细的手术切口刀痕，也不需要拆线。

其次，在最开始的几天，剖宫产手术的伤口都贴着医用敷料，术后医生会进行消毒并更换新的医用敷料，来保护伤口、帮助伤口愈合。一般术后1周左右，新妈妈自己把这个敷料揭掉就行，不过出院以后就需要新妈妈和家人自己护理伤口了。

关于出院后的伤口护理，第一条是要保持伤口干燥、清洁、预防感染，如果发生感染，伤口愈合时间会延长，影响产后恢复，甚至可能需要二次缝合，一般也容易留下较大的疤痕。尤其在炎热的夏天，一定要避免伤口被汗水浸泡。第二条是可以酌情用一些市面上销售的促进伤口愈合、淡化瘢痕的药物或材料。术后早期洗澡时也要注意保护伤口，避免伤口被浴液等化学物质长时间浸泡，产生无菌性炎症，导致瘢痕加重，等伤口表面愈合脱痂后就可以充分冲洗局部了。由于皮内和皮肤各层的组织是使用可吸收线进行缝合的，少数新妈妈体质比较特殊，不能吸收这些合成物质，可能会出现伤口处冒线头的情况。出现了这种情况不要过于紧张，如果没有其他不适症状，可以自己先观察看看，如不放心去医院就诊也是可以的。但是如果从伤口处往外冒清亮的或者黄色的水，还伴有伤口局部发红、疼痛甚至发热的话，说明伤口的愈合可能出问题了，需要及时上医院就诊，不过这种情况很少出现。

产后出血的恢复

分娩是人类种族繁衍的自然方式，分娩过程中随着胎儿、胎盘的娩出自然会伴随着或多或少的出血。所以，产后有阴道出血是正常生理现象，但也不要小看因分娩时失血对机体造成的损伤。

一般来说，在正常的阴道分娩过程当中，阴道分娩的出血量约300ml左右，而剖宫产出血量应该是在400ml左右。产后有10—40天的阴道恶露的排出，依然有慢性失血的可能性。

一个正常人体应该有多少的血容量呢？正常非孕期成年女性的血容量约为体质量的7%，由于孕妇从孕早期开始血容量逐渐增加，并一直持续至分娩，血容量共计增加30%—50%。孕期正常的血容量（L）=非孕期体质量（体重kg）×10%，例如，一个正常的女性孕前的体重为60千克，那么血容量=60×10%，也就是说她有6000ml的血容量。我们可以看到，孕妇实际上在孕期已经为产后失血做好了储备。

但是，如果产后失血过多，会导致机体抵抗力下降，容易引起感染，更严重时会危及产妇的生命，切不可掉以轻心。要想知道产后出血的恢复，首先要明确什么是产后出血。到底出多少血才能定义为产后出血呢？经典的定义是，阴道分娩后失血量大于等于500ml，或者剖宫产术后大于等于1000ml。而在2017年，美国妇产科医学会修订了产后出血的定义，无论分娩方式如何，分娩后24小时内累计失血大于1000ml或者出血、伴有低血容量的体征或者症状，称为产后出血。产后出血并不是仅发生在产时，在分娩后24小时至12周之间仍然可以发生产后出血，医学上称为继发性或迟发产后出血。

产后出血的发生率到底是多少呢？按照合理的估值，应该为分娩总数的 1%—5%，即便是在像美国这样的发达国家发生率也在 3%。容易发生产后出血的孕妇称为高危人群，比如说孕期检查发现胎盘病态附着，如前置胎盘、胎盘植入、产前贫血、入院时即有出血、具有出血素质及凝血功能不好的孕妇，以及曾经有过产后出血史、有心动过速或者低血压病史的孕妇等。对于这些孕妈，医生会严加看管，预防产后出血的发生。

产后出血最常见的原因是子宫收缩乏力即分娩后子宫缺乏有效的收缩。其次是分娩导致的创伤，创伤的出血可能有撕裂伤，包括子宫破口、阴道、宫颈裂伤出血，以及剖宫产手术当中的手术切口导致的失血。胎盘疾病如胎盘病态附着——前置胎盘、胎盘早剥，妊娠残留物和子宫内翻也可以导致产后出血。最后较为少见的为凝血功能障碍，凝血功能障碍是指易出血素质。

如何预防及恢复产后出血也需要根据病人不同的情况来制订不同的个体方案。各位孕妈除了要按时产检、加强孕期保健、注意配合医生积极找到出血原因，以利医生争分夺秒进行抢救工作外，还要注意哪些问题可以促进恢复呢？

一般来说，产后出血患者身体比较虚弱，常缺乏安全感，因此首先要做好心理护理。给产妇适当的心理安慰，给予其精神上的支持，特别是家人，要多多关心产妇，千万不要只顾着小宝宝而忽视了妈妈呦！

产后要以卧床休息为主，不要随意起身走动，要密切观察生命体征、精神状况，观察皮肤、尿量等，注意子宫恢复情况。待体力恢复，各项生命体征稳定后，再遵医嘱适度运动，同时还要注意循序渐进、量力而行。

要保持产妇所在环境的卫生清洁，探视人员不宜过多，因为产妇因大量失血抵抗力下降容易感染，而且也不利于产妇休息。室内一定要通风，还要注意消毒。产妇要注意个人卫生，勤换内裤，保持会阴部的清洁，可以用碘伏每天擦洗两次，产褥期内禁止性生活及盆浴。

产妇要保证充足的睡眠，注意营养的补充，多吃富含铁、高蛋白及高维生素食物，多吃温热补血的食物，禁止食用寒凉及辛辣等刺激性食物。含血红素铁的食物有红色的肉类、鱼类、禽类。而富含维生素 C 的食物可促进铁的吸收，如绿叶蔬菜、菜花、胡萝卜、白菜等，同时新鲜绿色蔬菜中含有丰富的叶酸，叶酸也参与血红蛋白的生成，具有改善贫血的功效。

如果病情稳定了，要多多鼓励产妇下床走动，千万不要躺在床上一动不动，这样反而不利于产后恢复，甚至增加了血栓的风险呢！适量活动可以帮助伤口的恢复、调节产后心情。

有人认为发生了产后出血，产妇元气大伤，不能再喂奶了，否则会损伤更多精气。这个观点是错误的！一定要帮助产妇进行母乳喂养，这样可以刺激子宫收缩、避免宫腔积血、方便恶露排出。

祝愿所有妈妈都能平安分娩，产后快快恢复！

产后饮食

　　在妊娠期内，准妈妈一般都十分注意饮食，唯恐因为自己的任何疏忽导致宝宝发育不良，到了产后由于全部的注意力都转移到了宝宝身上往往忽视了产后的饮食。实际上，哺乳期是母体用乳汁哺育新生子代使其获得最佳生长发育并奠定一生健康基础的特殊生理阶段。哺乳期妇女（乳母）既要分泌乳汁、哺育婴儿，还需要逐步补偿妊娠、分娩时的营养素损耗并促进各器官、系统功能的恢复，因此比非哺乳期妇女需要更多的营养。哺乳期妇女的膳食仍是由多样化食物组成的营养均衡的膳食，除保证哺乳期的营养需要外，还通过乳汁的口感和气味，潜移默化地影响较大婴儿对辅食的接受和后续多样化膳食结构的建立。

　　基于母乳喂养对母亲和子代诸多的益处，世界卫生组织建议婴儿6个月内应纯母乳喂养，并在添加辅食的基础上持续母乳喂养到2岁甚至更长时间。乳母的营养状况是泌乳的基础，如果哺乳期营养不足，将会减少乳汁分泌量，降低乳汁质量，并影响母体健康。此外，乳母情绪、心理、睡眠等也会影响乳汁分泌。

　　有鉴于此，哺乳期妇女膳食在一般人群膳食指南基础上还需注意以下五点：增加富含优质蛋白质及维生素A的动物性食物和海产品，选用碘盐；产褥期食物多样、不过量，重视整个哺乳期营养；愉悦心情，充足睡眠，促进乳汁分泌；坚持哺乳，适度运动，逐步恢复适宜体质量；忌烟酒，避免饮用浓茶和咖啡。

1. 增加富含优质蛋白质及维生素 A 的动物性食物和海产品，选用碘盐

（1）关键推荐

每天比孕前增加 80—100g 的鱼、禽、蛋、瘦肉（每天总量为 220g），必要时可部分用大豆及其制品替代；每天比孕前增饮 200ml 的牛奶，使总奶量达到每日 400—500ml；每周吃一两次动物肝脏（总量达 85g 猪肝，或 40g 鸡肝）；至少每周摄入一次海鱼、海带、紫菜、贝类等海产品；采用加碘盐烹调食物。

（2）优质蛋白质可增进乳汁的质与量

乳母膳食蛋白质的质和量对泌乳有明显影响。当蛋白质与能量摄入量降低时，泌乳量可减少到正常的 40%—50%。如果乳母的膳食蛋白质质量差，摄入量又不足时，还会影响乳汁中蛋白质的含量和组成。我国乳母分泌乳汁中的蛋白质含量平均为 11.6g/L，泌乳量平均为 750ml/ 天，从乳汁中排出的蛋白质约为 8.7g/ 天，考虑到膳食蛋白质的转换效率及生理价值等因素，乳母每天应在原基础上增加摄入蛋白质 25g，达到每天 80g，并保证优质蛋白质的供给。鱼、禽、蛋、瘦肉是优质蛋白质的最好来源，同时也提供多种重要的矿物质和维生素，乳母每天应比孕前增加 80—100g 的鱼、禽、蛋、瘦肉。如条件限制，可部分采用富含优质蛋白质的大豆及其制品替代。

（3）增饮奶类有利于乳母骨健康

人乳钙含量比较稳定，约为 24mg/100ml，乳母每天通过乳汁分泌的钙约 200mg。若乳母膳食钙摄入量不能满足需要，母体将动员骨骼

中的钙来维持母乳中钙的相对稳定，而乳母可因缺钙而患骨质软化症。为保证母体的钙平衡和骨骼健康，乳母应增加钙摄入量。乳母膳食钙推荐摄入量比孕前增加 200mg/ 天，总量为每天 1000mg。因此，乳母膳食应增加奶类等含钙丰富的食物。若乳母每天增饮 200ml 牛奶，使总奶量达到 500ml，可获得约 540mg 钙，加上膳食中其他食物来源的钙，则较容易达到推荐摄入量。

（4）增加富含维生素 A 的动物性食物有利于提升母乳维生素 A 水平

乳汁中维生素 A 的含量与乳母膳食密切相关，增加乳母膳食维生素 A 的摄入量，乳汁中维生素 A 的含量会有一定程度的增高。乳母分泌乳汁大约额外需要维生素 A 300μgRAE/ 天。乳母对维生素 A 吸收、储存和乳汁分泌的效率约为 70%，再考虑 20% 的变异系数，则乳母维生素 A 推荐摄入量应在孕前基础上增加 600μgRAE/ 天，达到 1300μgRAE/ 天。为提高母乳维生素 A 含量，满足婴儿对维生素 A 的需要，乳母需要多选择富含维生素 A 的食物，如富含视黄醇的动物肝脏、蛋黄、奶类，富含维生素 A 原的深绿色和红黄色蔬菜水果。

（5）选用碘盐和增加海产品摄入可保证乳母对碘的需要并增加乳汁中碘和二十二碳六烯酸（DHA）含量

哺乳期妇女对碘的需要较孕前增加 1 倍，达到 240μg/ 天，单靠碘盐或单靠海产食物均不能满足需要。因此，乳母除摄入碘盐外，还需要增加富含碘的海产食物，如海带、紫菜和鱼虾的摄入。此外，海产鱼虾也富含 n-3 多不饱和脂肪酸。乳母若增加海产品摄入可使乳汁中 DHA、碘等含量增加，从而有利于婴儿的生长发育，特别是脑和神经系统的发育，"宝宝聪明眼睛亮"有没有听过？

2.产褥期食物多样、不过量，重视整个哺乳期营养

（1）关键推荐

第一，产褥期膳食应是由多样化食物构成的平衡膳食，无特别的食物禁忌；第二，产褥期每天应吃肉禽鱼蛋奶等动物性食品，但不应过量。吃各种各样蔬菜水果，保证每天摄入蔬菜 500g；第三，保证整个哺乳期的营养充足和均衡以持续进行母乳喂养。

（2）乳母膳食营养状况是影响乳汁质量的重要因素

乳汁中蛋白质、脂肪、碳水化合物等宏量营养素的含量一般相对稳定，而维生素和矿物质的浓度比较容易受乳母膳食的影响。最易受影响的营养素包括维生素 A、维生素 C、维生素 B1、维生素 B2、维生素 B6、维生素 B12、碘及脂肪酸等。因此，必须注重哺乳期的营养充足均衡，以保证乳汁的质和量。

产妇自胎儿及其附属物娩出，到生殖器官恢复至非妊娠状态一般需要 6—8 周，这段时间在医学上称为产褥期，民间俗称"坐月子"。按我国的传统，很重视坐月子时的食补，产妇要进食很多的肉、禽、鱼、蛋等动物性食物，但同时又流传着一些食物禁忌，如不吃蔬菜和水果等。摄入过多的动物性食物，会使蛋白质和脂肪摄入过量，加重消化系统和肾脏负担，还会造成能量过剩导致肥胖；蔬菜、水果等摄入不足则使维生素、矿物质和膳食纤维的摄入量减少，影响乳汁分泌量以及乳汁中维生素和矿物质的含量，并增加乳母便秘、痔疮等的发生率。因此，产褥期要重视蔬菜、水果摄入，做到食物均衡、多样、充足，但不过量，以保证乳母健康和乳汁质量。

有调查显示，产妇坐月子过后动物性食物明显减少，很快恢复到孕前饮食，使得能量和蛋白质等营养素往往达不到乳母的推荐摄入量。因此，要同样重视产褥期后的哺乳阶段的营养，将肉、禽、鱼、蛋等含优质蛋白的食物在哺乳期的整个阶段均衡分配，这样才有利于乳母健康及持续母乳喂养。

3. 愉悦心情、充足睡眠、促进乳汁分泌

（1）关键推荐

第一，家人应充分关心乳母，帮助其调整心态，舒缓压力，树立母乳喂养的自信心；第二，乳母应生活规律，每日保证 8 小时以上睡眠时间；第三，每日需水量应比一般人增加 500—1000ml，每餐应保证有带汤水的食物。

（2）促进乳汁分泌

乳汁分泌包括泌乳和排乳，泌乳受催乳素调控，排乳受催产素调控。乳母的情绪、心理及精神状态可直接兴奋或抑制大脑皮质来刺激或抑制催乳素及催产素的释放，也可通过神经—内分泌来影响调控。乳母心理状态良好、自信心强、积极乐观可促使催产素分泌，增加乳汁排出，相反则会降低乳汁的合成量。目前，我国不同地区报道的产后抑郁发生率在 15.7%—27.3%。研究显示，产后抑郁及焦虑既可延长泌乳始动时间，又可降低泌乳量。因此，应重视产后乳母心理变化，及时消除不良情绪，帮助乳母树立信心。此外，若产后睡眠不足，不但不利于产妇恢复，也影响乳汁分泌。因此，应合理安排产妇作息，保证每天睡眠 8 小时以上，提高其睡眠质量，以促进乳汁分泌及产妇健康。

乳母每天摄入的水量也与乳汁分泌量密切相关。饮水量不足时，可使乳汁分泌量减少，故乳母每天应多喝汤水。此外，由于产妇的基础代谢较高，出汗多，再加上乳汁分泌，需水量高于一般人，因此产妇多喝一些汤汁是有益的。

4. 坚持哺乳、适度运动、逐步恢复适宜体质量

（1）关键推荐

第一，产后两天开始做产褥期保健操；第二，产后 6 周开始有规律的有氧运动如散步、慢跑等；第三，有氧运动从每天 15 分钟逐渐增加至每天 45 分钟，每周坚持 4—5 次。

（2）逐步恢复适宜体质量

女性围产期要经历一系列体质量变化，大多数妇女生育后，体质量都会较孕前有不同程度的增加。追踪调查研究证明，孕期和哺乳期体质量变化和女性以后肥胖的发生密切相关，产后体质量滞留是导致女性远期肥胖的主要因素。而肥胖是许多慢性病的重要诱因，这些疾病会影响女性终生健康。因此，保持适宜的孕期体质量增长，同时在分娩后适当减重以避免体质量滞留非常重要。产后体质量滞留受多种因素的影响，其中哺乳（包括哺乳时间、频次等）、体力活动、睡眠时间、营养膳食因素等与其密切相关。乳汁分泌可消耗在孕期储存的脂肪，有利于乳母体质量的尽快复原。大量研究显示，坚持哺乳和体力活动是减轻体质量、预防产后肥胖的两个最重要的措施。

产后 6—8 周每周进行 4—5 次有氧运动不但不会影响乳汁分泌，并且可促进乳母心血管健康。合理膳食结合适量的运动可促进乳母心肺功能，同时防止脂肪沉积。国外有学者推荐，除适当限制能量摄入外，哺

乳期女性应进行每周 5 次、每次 45 分钟中等强度的有氧运动，争取每周减重 0.5kg。因此，妇女产后除注意合理膳食外，还应尽早开始进行适当的活动和做产后健身操，并坚持母乳喂养，这样可促使产妇机体复原，保持健康体质量，同时减少产后并发症的发生。

5. 忌烟酒、避免饮用浓茶和咖啡

（1）关键推荐

第一，乳母忌吸烟饮酒，并防止母亲及婴儿吸入二手烟；第二，乳母应避免饮用浓茶和大量咖啡，以免摄入过多咖啡因。

（2）烟酒对胎儿的危害

烟草中的尼古丁可进入乳汁，且吸烟可通过抑制催产素和催乳素进而减少乳汁的分泌。尽管乳腺不存储酒精，但乳汁中的酒精含量与母亲血液酒精含量平行。研究证明，母亲饮酒后 3—4 小时，其泌乳量可减少约 20%。除了降低泌乳量外，饮酒还可改变乳汁的气味从而减少婴儿对乳汁的摄取。母亲饮酒对婴儿睡眠亦有影响，国外有报道，母亲饮用酒精后 3.5 小时内婴儿睡眠时间显著减少。在一项前瞻性的队列研究中，研究者发现母亲饮酒可对婴儿粗大运动发育产生不利影响。浓茶和咖啡里含有较多的咖啡因，研究显示，哺乳期母亲摄入咖啡因可引起婴儿烦躁及影响婴儿睡眠质量，长期摄入可影响婴儿神经系统发育。因此，哺乳期间，母亲应忌烟酒，避免饮用浓茶和咖啡。

产后恢复

当宝宝平安降生，一家人的注意力就都转移到宝宝的身上了，但妈妈的恢复也不容忽视。下面我们来谈谈产后恢复的情况。

1. 恶露的分类及处理

产后随着胎儿、胎盘、胎膜等排出体外，子宫逐渐收缩到正常大小。在产后恢复期间，阴道仍有可能排出一些组织物，称为恶露。恶露中含有血液、坏死的蜕膜等组织。恶露根据颜色、内容物及其时间不同分为以下三种：

血性恶露：因含有大量血液得名。量多，色鲜红，含有较多的血液、小血块及少量的胎膜、胎脂和坏死的蜕膜组织。镜下可见多量的红细胞、坏死蜕膜及少量胎膜。血性恶露持续 3—4 日。出血量逐渐减少，浆液增加，转变为浆液恶露。

浆液恶露：因含多量的浆液得名。色淡红。镜下见较多坏死蜕膜组织、宫腔渗出液、宫颈黏液，少量红细胞及白细胞，且有细菌。浆液恶露持续 10 日左右，浆液逐渐减少，白细胞增多，变为白色恶露。

白色恶露：因含有大量的白细胞，色泽较白得名。质黏稠，色泽较白，含大量的白细胞、坏死蜕膜组织、表皮细胞及细菌等，大约持续 3 周左右。

正常恶露有血腥味，但无臭味，持续 4—6 周，总量为 250—500ml。如血性恶露持续两周以上，常提示胎盘或胎膜残留、子宫复旧欠佳及轻度炎症存在；如恶露带有腐臭味，提示有感染存在，均应及时去医院就诊，必要时行超声、血液等方面的检查，需要请医生进一步协助判断，必要时需要入院进一步诊治。

2. 产后宫缩

怀胎十月，一朝分娩。胎儿胎盘娩出后，孕期增大的子宫需要逐渐回缩到正常大小。因此，在胎盘娩出后，子宫收缩，子宫体变得圆而硬。有的妈妈甚至在自己的肚子上摸到一个球样的物体，有时候还随着翻身而左右活动，其实这就是增大的产后子宫。产后第一天因盆底肌肉力量的恢复，将子宫托上，故子宫底的位置较刚分娩后略有升高，达到肚脐位置，这种情况仍属于正常现象。此后每日以 1—2cm（一横指）的速度下降，在 7—10 天之后肚子上就摸不到子宫了。当母乳喂养的时候，子宫收缩会更厉害，尤其是在新生儿正在吸吮乳头的时候，会有一种下腹坠胀不适感，类似于"大姨妈"的感觉，其实这就是子宫收缩。

有部分的妈妈在产后会感觉到子宫收缩导致的剧烈疼痛，有的甚至难以忍受，需要口服止痛药。初产妇（生第一个宝宝的女性）绝大多数产后宫缩疼痛轻微，多可忍受，经产妇（生了几个宝宝的女性）产后宫缩痛相对较重。产后宫缩痛多于产后 1—2 天出现，持续 2—3 天后自然消退。哺乳时反射性催产素分泌增多使疼痛加重，一般不需要特殊用药。

3.产后伤口的护理

产后的伤口分为三种类型：一是会阴裂伤，多为较轻度的撕裂；二是会阴切开的伤口；三是剖宫产伤口。前两种属于阴道分娩，第三种属于剖宫产术后。现将产后伤口的护理分述如下。

（1）会阴裂伤的护理

在前面的章节中，已经讲述过会阴裂伤的分度。产后会阴裂伤绝大多数属于轻微的撕裂，因此缝合的时间较短，缝合的针数也比较少。产妇分娩后，助产士也会给一些伤口护理的指导。一般认为轻微的撕裂伤不用特殊的关注和护理，仅需要在产后多下地活动，促进恶露排出，勤换卫生巾，大小便后给予会阴冲洗，保持局部的干净整洁即可。

（2）会阴切开的护理

会阴切开分会阴侧切和会阴正中切。在产后要注意会阴切开部位有没有红肿热痛的感觉，有没有渗血及渗液，如果有渗血及渗液或者局部疼痛无法忍受，则需要再次去医院复诊，有可能是会阴伤口愈合不良，可能需要局部换药及处理，必要时住院治疗。另外需要产后多下地活动，促进恶露排出，勤换卫生巾，大小便后给予会阴冲洗，保持局部的干净整洁。在卧床的时候需要往侧切伤口的对侧躺，避免恶露流向伤口、导致感染及局部伤口的愈合不良。有条件的家庭可以行局部伤口理疗，促进伤口的愈合。

（3）剖宫产伤口的护理

近年来，随着人们对美的要求越来越高，现在的剖宫产切口大多为下腹部横切口，且切口位置较低。当剖宫产术后 2—3 天，医护人员会对伤口进行换药，观察伤口的愈合情况，有无红肿热痛等感染表现。在术后 3—5 天、产妇一般情况均恢复良好的前提下即可出院休养。出院后一周左右即可淋浴，但避免过度擦拭伤口，洗浴后注意保持伤口清洁干燥。在术后一周可以使用预防瘢痕形成的物品。

4. 下床活动的好处

当分娩结束后，产妇多感觉到极度疲劳，需要卧床静养，尤其是阴道分娩的产妇。但切不可因为劳累就不下床活动。下床活动的好处有以下几个方面。

（1）促进恶露的排出，有利于子宫复旧

产后子宫内仍然会有一些积血块或蜕膜样组织，医学上称之为恶露。当下床活动的时候，一方面由于重力作用，积血块及蜕膜样组织会排出；另一方面，活动能刺激子宫收缩，也有利于恶露排出，能促进子宫的复旧。

（2）预防下肢静脉血栓，降低肺栓塞风险

妊娠晚期，体内的凝血系统会发生相应的改变，呈现高凝状态，其目的就是减少分娩过程中的出血，但这种高凝状态也会带来血栓的风险。当产后女性卧床，尤其是剖宫产术后卧床会导致下肢血流减慢，在高凝状态下增加了下肢静脉血栓的风险，继而增加了肺栓塞的风险。

（3）减少剖宫产术后肠粘连肠梗阻的风险

剖宫产术后由于胃肠蠕动减弱，加之术后盆腔脏器组织愈合，因此有可能发生盆腔粘连，严重时发生肠梗阻。因此，剖宫产术后应尽早下地活动，促进胃肠蠕动，尽早排气，降低盆腔脏器粘连以及肠梗阻的

风险。

　　但下地过程中，尤其是产后 / 术后第一次下地，需要在家人和医护人员的照看下进行，避免起床过猛导致体位性低血压，继而头晕、心慌甚至出冷汗，甚至发生跌倒摔伤的可能。此外，剖宫产产妇下地可能会出现伤口疼痛，建议在下地之前绑好腹带以减轻伤口疼痛。

如何呵护这个小天使

小宝宝的到来，会让我们年轻的爸爸妈妈手足无措，甚至家里的老人，也会觉得小家伙太柔软了，生怕会碰坏了。其实小宝宝蛮结实的，我们完全可以看护和照看好他。慢慢地，就会找到他的生活规律。

排尿

通常情况下，宝宝出生后的24小时内会排尿。如果发现宝宝出生后的48小时内未排尿，要及时报告医生或护士，以排除病理情况。宝宝出生后一周内，每天小便的次数与出生天数相当，小便的颜色正常为透明淡黄色的。但如果喂养不足时，小便颜色会变深，有时会出现粉红色的尿液结晶。此时，要及时通知医务人员，评估母乳量及喂养情况，加强喂养。当宝宝摄入母乳充足时，粉红色尿液会逐渐消失。

胎便

胎便是胎儿在子宫内形成的排泄物，墨绿色。大多数的宝宝会在出生后的12小时内排出第一次胎便。有的宝宝可能在出生时就已经排出胎便了。如果宝宝出生后的24小时内没有排出胎便，宝妈要及时报告医生或护士，排除是否有肠道畸形的可能。宝宝出生后第二天依然会排出胎便，到第三天，胎便大多已排空，大便开始转成正常黄绿色。

宝宝洗澡和抚触

1. 新生儿洗澡

正常情况下，宝宝出生 24 小时后，护士会给宝宝进行第一次洗澡。同时会向宝妈、宝爸或家属介绍洗澡的操作方法。此时，可要好好学习一下呦！

给宝宝洗澡的目的主要是清洁皮肤，清洗身上的胎脂、羊水、少量血迹等，促进全身舒适；加速血液循环，促进新陈代谢，从而增加食欲，改善睡眠。

新生儿洗澡的具体操作方法：

第一，一侧手臂抱紧宝宝，用清水清洁双眼，由内侧向外侧清洗；

第二，由上至下清洗面部；

第三，挤适量沐浴露在水中混匀，清洁头部；

第四，用小毛巾轻轻擦干面部及头部；

第五，脱去衣服，将宝宝抱起，先将宝宝双脚置于水中，缓慢将身体浸入水中，水在胸部以下，依次从颈部→上肢→前胸→腹部→腹股沟→下肢清洗；

第六，将新生儿翻转，头部枕于前臂，从上向下清洗后背及会阴、臀部；

第七，将新生儿抱出水，置于大浴巾上，擦干；

第八，放在干净衣服上，保暖，进行脐部护理，涂爽身粉，穿好纸尿裤和衣服。

给宝宝洗澡时的注意事项：

第一，要做好洗澡前的准备，包括环境准备、物品准备、操作者的准备、宝宝的准备四个方面。环境准备：关闭门窗，防止对流风的形成，室温保持在 24℃—26℃。物品准备：干净的衣服、一次性纸尿裤、棉签、75% 的酒精、沐浴露、爽身粉、水温计、小梳子、浴盆、大浴巾、小毛巾、洗澡水（先放凉水再放热水，水量是澡盆的 1/2—2/3，水温是 37℃—39℃，准备水时，水温要略高一点，宝宝下水前要再试一下水温）。操作者的准备：剪短指甲，洗净双手，摘掉饰物。宝宝的准备：洗澡在吃奶后 1 小时左右进行，哺乳后不要立即洗澡。因为刚吃完奶，宝宝容易吐奶。要评估宝宝的全身情况，全身有无破损、干裂、红包，观察脐带有无红肿、渗血等情况。

第二，每天或隔天洗澡一次即可，每次 10 分钟内完成，注意动作轻柔，要注意保暖，避免宝宝受凉，保证安全。

第三，沐浴露不要直接涂在新生儿皮肤上，与水混匀后使用。

第四，润肤剂可以根据宝宝皮肤情况、季节、地域和环境温湿度合理使用，在沐浴后即刻涂抹。

第五，面部用清水洗，禁用香皂、浴液等。

第六，适量使用爽身粉，注意遮挡口鼻，禁用粉扑。

2. 新生儿抚触

抚触就是用双手对宝宝全身皮肤各部位进行有次序的、有手法技巧的抚摩。给宝宝做抚触有什么好处呢？给宝宝做抚触可以促进母婴情感交流，促进宝宝神经系统的发育及生长发育，提高其免疫力。正常情况下，宝宝出生 24 小时后，就可以开始给宝宝做抚触了。下面教给大家如何给宝宝做抚触及做抚触的注意事项。

抚触的步骤：

第一，将宝宝放置在婴儿被上，脱去衣服，检查全身情况，及时更换纸尿裤，注意抚触的顺序为：头部→胸部→腹部→上肢→下肢→背部→臀部。

第二，眉心：双手拇指放在眉心，其余四指放在宝宝头两侧按摩。再做前额，两拇指相对由前额至发际。

第三，下颌：两拇指放在下颌中央，其余四指放在宝宝脸颊两侧，双手拇指向外上方按摩至耳垂，画出微笑状。

第四，头部：一手托头，另一手的指腹从前额发际缓慢划向后发际，至耳后，呈半弧形，旁开 2—3cm，沿太阳穴发际缓慢划向后发际，至耳后。

第五，胸部：双手放在宝宝两侧肋缘，交叉到对侧锁骨，避开乳头。

第六，腹部：从宝宝的右下腹向左下腹，顺时针方向画半圆；右手紧跟着左手从右下腹部沿弧形按摩，避开脐部，动作要轻柔。

第七，上肢：用一只手轻握宝宝的手，另一只手从腋下先捋 4 次后轻捏 4 次上肢，用大拇指自掌根推至指根；食指、中指放在宝宝手背自掌根推至指根；用拇指、食指和中指按摩宝宝手指。用同样的方法按摩另一侧上肢。

第八，下肢：用一只手轻握宝宝的脚，另一只手从大腿根先捋 4 次后轻捏 4 次下肢，用大拇指自脚后跟推至趾根；食指、中指按摩脚背；用拇指、食指和中指按摩宝宝脚趾。用同样的方法按摩下肢。

第九，背部：双手平放脊椎两侧，向两侧轻轻推移，从颈部向下按摩，然后用手指尖轻轻按摩脊柱两边的肌肉，最后按摩臀部。

抚触的注意事项：

第一，要做好抚触前的准备，共四个方面：

环境准备：关闭门窗，保持适宜的房间温度（24℃—26℃），光线柔和，放一些舒缓的背景音乐更好；物品准备：一次性纸尿裤和湿纸巾（宝宝大小便后使用）、婴儿润肤露；抚触者的准备：剪短指甲，洗净双手，摘掉饰物，把润肤露倒在手中，揉搓双手温暖后再进行抚触；宝宝的准备：宝宝吃奶后 1 小时左右做，饥饿或进食后 1 小时内不做抚触，因为刚吃完奶，宝宝容易吐奶，饥饿时会哭闹。

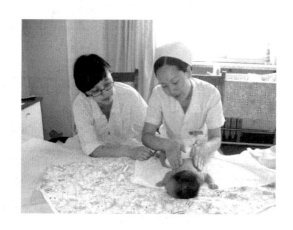

第二，抚触时间一般为 10—15 分钟，每日 1—2 次为佳，出生 24 小时后、沐浴后进行。

第三，抚触的力度以宝宝皮肤微红为宜，抚触时与宝宝要有交流。

第四，抚触时，如出现持续哭闹、肤色改变或出现各种异常，都应暂停抚触，查找原因，处理并好转后再进行。

第五，抚触的所有步骤都需重复做 4—6 次。

关于宝宝足跟血

每位家长都希望自己的孩子健康、聪明。新生儿疾病筛查工作就是预防孩子智能和体格发育落后的一项措施。目前条件较为成熟的新生儿疾病筛查项目是先天性甲状腺功能减低和苯丙酮尿症，这两种疾病都是引起小儿智能和体能发育落后的主要原因之一。如果宝宝在出生后及时得到诊断、治疗，其智能和体格的发育是可以达到正常水平的。

先天性甲状腺功能减低和苯丙酮尿症的宝宝在出生时通常没有任何症状，只能通过血液化验检查出来。那么，宝妈们可能要问了，怎么进行血液化验呀？方法还是比较方便的，只需要护士在宝宝的足跟部采集三滴血就可以了。由于化验值会受到多种因素影响，为保证化验结果的准确性，采集足跟血的时间通常是在宝宝出生72小时并充分哺乳以后进行。如果宝宝出院时间较早（不足72小时）或因某些疾病如窒息、感染等没有采血筛查，一定要尽早带宝宝到分娩的医院做采血筛查，千万不能存有侥幸心理。

化验结果出来后，如果正常，医院将会发短信通知或自行上网查询（医院相关宣教时告知网址及密码）。如果化验结果可疑，医院还将打电话或写信通知您，带宝宝及时到相关部门复查，以便及早诊治。

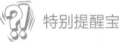 特别提醒宝妈、宝爸：

接到复查通知后，一定要按时复查，绝不能轻视。另外，留给医院的通讯地址、邮编和电话，一定要清楚、准确，并尽可能留有手机号码，以便能够做到通知及时。因为治疗时间越早，效果越好。

疫苗接种

1.宝宝为什么需要接种疫苗呢？

接种疫苗的目的是预防某些传染病传染给宝宝。对于刚出生的宝宝来说，一方面自身的免疫功能不完善，从母体带来的某些保护性抗体，一般6—8个月就消失殆尽了；另一方面由于较少机会接触小量病原微生物，体内缺乏相应的保护性抗体，宝宝很容易受到各种传染性疾病的侵袭。所以，宝宝出生后，就需要按照国家规定的免疫程序按时接种疫苗。

通常情况下，宝宝一出生需要接种卡介苗和首剂乙肝疫苗。根据我国免疫规划程序规定：宝宝出生后24小时内进行初次免疫接种，最晚不应超过3月龄，越早接种越有利于保护宝宝免受结核菌的侵扰。首剂乙肝疫苗接种的时间要求是在宝宝出生后的24小时内，接种剂量为10μg。如果宝妈是大三阳或乙肝病毒携带者，宝宝出生后，在不同（肢体）部位同时接种首剂乙肝疫苗和乙肝免疫球蛋白。如果宝宝出现身体异常，需要遵医嘱暂缓接种疫苗，等到身体恢复后再行疫苗接种。

 提醒宝妈、宝爸：

宝宝出院后，不要忘记携带宝宝在医院接种卡介苗和首剂乙肝疫苗的证明，到居住地附近社区服务中心保健科联系预防接种的相关事宜，建立预防接种证和接种疫苗的电子档案。因为，之后的疫苗接种都要到社区服务中心进行了。

2.为宝宝接种疫苗，宝妈和宝爸要注意哪些问题呢？

（1）全面了解宝宝身体情况并如实告知医生，以免发生意外。（2）认真阅读知情同意书，无疑问后再签字。（3）接种后原地留观半小时，观察有无异常。（4）接种后 24 小时内不要给宝宝洗澡，尤其是接种部位，避免发生局部感染。（5）保持接种局部皮肤的清洁卫生，禁止宝宝用手抓挠接种部位，以免出现局部感染或加重反应。（6）尽可能让宝宝多吃奶或多饮水。（7）为宝宝提供清淡的饮食，多吃新鲜的水果与蔬菜。（8）如果口服减毒活疫苗，如二价脊髓灰，半小时内不要给宝宝吃热的东西，如热奶、热水、热食等。因为热的饮食会将减毒活疫苗灭活，造成接种无效。也不宜喂母乳呦！因为，母乳中含有许多抗体，也会影响接种效果。（9）接种后要密切观察宝宝，发现异常情况及时就医，以便妥善处理。（10）通常情况下，发烧是接种疫苗后的正常反应。多发生在接种后 1—2 天，体温在 38.5℃以下，无明显不适，持续 1—2 天可以自行消退，不用特殊处理。如果体温超过 38.5℃，或发热持续超过两天，要及时到医院诊治。

听力筛查

宝宝出生后，在出院前均应接受听力筛查。一般在宝宝出生 48 小时后进行。

听力筛查测试时需要宝宝处于睡眠或安静状态，房间安静，用专用听筛测试仪进行检测。筛查结果可能是"通过"或"未通过"。"未通过"表示耳声发射检查未达标，并不代表宝宝耳朵听不见。如果宝宝听力筛查"未通过"，不必过于紧张，但也提醒宝妈注意，"未通过"原因有两类：一类是由于宝宝的生理特点影响了耳声发射的传导，如耳孔小、外耳道狭窄且弯曲、耳道有残存的胎脂和羊水等。这些原因，宝妈不用紧张，随着宝宝日龄增加，而后再进行复查就可以通过了。另一类原因就是宝宝的听力确实存在异常，此种情况要尽早就医进行诊治。所以，为了进一步明确宝宝的听力情况，一定要遵医嘱按时带宝宝进行听力筛查的复查，医务人员根据复查情况进行相应处理。

产后抑郁

　　宝贝的降生，人生开启了一段快乐的旅程。同时，随着分娩过程的结束，宝妈体内的激素水平也发生了巨大的变化，而且随着宝宝的到来，全家人的生活重心也迅速转移，宝宝的哭闹、彻夜的哺乳、换尿布、身体的不适……宝妈的心理也经受着翻天覆地的变化。如不能及时调整，"产后抑郁"就会悄悄地找上您呦。

1. 何为产后抑郁？

　　产后抑郁是指产妇在分娩后出现的抑郁障碍。其表现与其他抑郁障碍相同，情绪低落、快感缺乏、悲伤哭泣、担心多虑、胆小害怕、烦躁不安、易激怒。家里人会感受到宝妈的变化，但往往认为这是由于产后疲劳、一时情绪波动所致而忽视这种变化。病情严重时，产妇可失去生活自理和照顾婴儿的能力，悲观绝望、自伤自杀。但是只要我们能早期识别，积极地治疗，预后是比较好的。

2. 产后抑郁最容易发生在哪个时段呢？

　　（1）分娩后的第一周，50%—75% 的女性出现轻度抑郁症状，10%—15% 患产后抑郁症；

　　（2）产后一个月内抑郁障碍的发病率是未分娩女性的 3 倍；

　　（3）典型的产后抑郁症是产后 6 周内发生。

3. 产后抑郁，听起来离我好远呢，发病率高吗？

产后抑郁症的发病率在 15%—30%。通常在 6 周内发病，可在 3—6 个月自行恢复，但严重的也可持续 1—2 年，再次妊娠则有 20%—30% 的复发率。所以，产后抑郁离我们并不远，宝妈一定要关注自己的心理健康。

4. 为什么产后容易抑郁？哪些人更容易患上产后抑郁呢？

完美主义的性格：由于完美主义的女性对产后母亲的期望过高以至不现实，而且在遇到困难时不愿意寻求帮助，所以她们可能会无法适应当个新妈妈。而且如果丈夫很少一起照顾孩子或者女性缺少在精神上的支持的话，他们就会觉得有巨大的压力。

怀孕期间的情绪波动：怀孕期间有过严重的情绪波动，如搬家、有亲朋离世，或者争吵等都会使孕妇更容易产生产后抑郁症。很多女性是在怀孕后期已经显示出抑郁症的征兆，而在产后抑郁情绪进一步加深。

内分泌：在妊娠分娩的过程中，体内内分泌环境发生了很大变化，尤其是产后 24 小时内，体内激素水平的急剧变化是产后抑郁症发生的生物学基础。临产前胎盘类固醇的释放达到最高值，患者表现情绪愉快；分娩后胎盘类固醇分泌突然减少时患者表现抑郁。

遗传因素：有精神病家族史，特别是有家族抑郁症病史的产妇，产后抑郁的发病率高。

身体不适：有躯体疾病或残疾的产妇容易发生产后抑郁，尤其是感染、发热时对产后抑郁的促发有一定影响。

激素水平：怀孕期间，女性荷尔蒙雌激素和黄体酮增长10倍。分娩后，荷尔蒙水平迅速降低，在72小时内迅速达到以前水平。研究显示，产后期荷尔蒙水平迅速降低和抑郁症状出现有关。

压力过大：对于新妈妈来说，孩子带来了巨大的快乐和兴奋，同时也带来了繁重的工作和照顾婴儿的新挑战。孩子出生后一段时间，常充满兴奋，但接下来可能是挫败感和失望，感觉到自己无法胜任。

既往的情绪紊乱：以前抑郁症的历史增加了妇女得产后抑郁症的危险。研究显示，1/3有抑郁病史的妇女会在产后时期重患。

5. 作为新妈妈如何了解自己有这方面的倾向呢？

可以自我测试一下，近两周内，是否有以下表现和感受：

A. 白天情绪低落，夜晚情绪高涨，呈现昼夜颠倒的现象

B. 几乎对所有事物失去兴趣，感觉到生活无趣无味，或者等于受罪

C. 食欲大增或大减，宝妈体重增减变化较大

D. 睡眠不佳或严重失眠，因此白天昏昏欲睡

E. 精神焦虑不安或呆滞，常为一点小事而恼怒，或者几天不言不语、不吃不喝

F. 身体呈异常疲劳或虚弱状态

G. 思想不集中，语言表达紊乱，缺乏逻辑性和综合判断能力

H. 有明显的自卑感，常常不由自主地过度自责，对任何事都缺乏自信

I. 有反复自杀的意念或企图

如果9道题中有5条答"是"的话，且这种状态持续了两周的时间，那么就要怀疑自己是产后抑郁了，要及时就诊检查。

6. 预防产后抑郁的措施

（1）放松情绪，做一些自己喜欢的事情如简单家务和锻炼，别老将

注意力集中在孩子或者烦心的事情上；

（2）积极沟通，学会向丈夫、家人和朋友寻求帮助，享受被亲人照顾的亲情；

（3）保证睡眠时间充足，让身体尽量保持在最佳状态。

希望宝妈以积极、健康的心态迎接从女孩到女人的角色转变，远离产后抑郁！

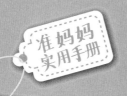
准妈妈
实用手册

PART 7

出 院 篇

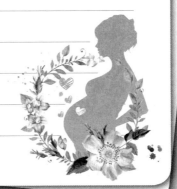

什么时候能出院

　　妈妈们历经千辛万苦结束分娩，或生或剖，经过产后 / 术后的恢复，充满爱意地看着那个小人儿，不禁会想：什么时候幸福的一家三口（也许不止哦）能一起回到自己温馨熟悉的小家呢？

　　实际上，产妇分娩后出院的时间与其恢复的情况以及分娩的方式有关，具体情况需要遵从医嘱。但简单来说，要符合出院的标准。

1. 阴道分娩的出院标准

　　（1）产后饮食正常，大小便正常：大部分的宝妈产后几小时就可以下地活动，产后当天就下奶了，而且饮食、情绪都不错，大小便都没受到影响，能量立马满格，很符合早出院的指征。而有的宝妈因为劳累、产后出血或有孕期并发症，恢复较慢，或因膀胱麻痹而排尿困难留置导尿，需拔出尿管正常排尿才行。

　　（2）子宫收缩好，恶露正常：前面提到，产后子宫会有一个复旧的过程。子宫按照正常的速度降入盆腔，恶露正常、无异味。

　　（3）会阴 / 侧切伤口无红肿：产后医护人员会观察会阴伤口的恢复情况，并及时给予消炎和消毒，伤口没有红肿、疼痛症状。会阴侧切伤口如需拆线，一般需 72 小时（产后 3 天），如果宝妈有特殊情况，比如产钳分娩的，则需适当延长拆线时间。拆除缝合线后观察伤口无红肿、无异常分泌物，无伤口开裂方可。

　　这些就是阴道分娩的出院标准，正常分娩的宝妈产后 1—3 天就可以出院了。但这些条件可以说缺一不可，不然医院会让宝妈继续留院观察，也是本着为宝妈负责的原则。

2. 剖宫产分娩的出院标准

（1）术后如期排气，胃肠道功能恢复，进食后无腹胀：术后要争取做到早下地，进行床旁活动，保证胃肠恢复，排气通畅。住院期间切忌大补，饮食一定要注意循序渐进，由稀到稠，由少到多，由软到硬。

（2）拔除尿管后，排尿正常：术后第一天，尿管拔除后，一定要少量多次饮水，尽早解小便。

（3）体温正常，无感染征象：手术后多数宝妈会有轻度低热，一般不超过 38.5℃，术后两天左右体温恢复正常，我们称为"吸收热"。术后第二天我们还会抽血复查血常规，通过白细胞计数、分类和血色素变化分析宝妈有无潜在的感染征象、有无贫血。

（4）腹部伤口愈合良好，无红肿：手术后的伤口医生会按照常规定期进行伤口的消毒和换药，但是宝妈也要注意自己加强护理。伤口的护理需要注意透气、局部卫生，千万不能捂着，尤其是腹壁脂肪厚，如丘壑一般的，千万记得要每日伤口一晾啊。我们医院一般都是下腹部横行切口，而且以皮内缝合为主（不需拆线）。所以，手术后如无特殊情况，宝妈一般在术后 3—5 天就可以出院了。但如果是纵行切口，需要拆线的，那就需要住院时间较长了，因为 7 天才能拆线。

知道了出院的标准，宝妈就可以提前做好物品准备及心理建设了，以免医生通知可以出院的时候"幸福来得太突然"，什么都没准备。

办理出院手续

九九八十一关终于都闯过了，今儿个终于能把媳妇、宝宝都接回家啦！呵呵，新手爸爸您别急，办理出院手续不仅仅是出院结算，还包括领取产妇和新生儿的各种医学证明及预约产后复查时间等好多事儿呢。您先好好学习学习，避免到时候手忙脚乱。

1. 住院期间就可以办理的事项

乙肝疫苗及乙肝免疫球蛋白接种证明：证明新生儿乙肝疫苗第一次已在分娩医院接种，出院后请尽快联系居住地或户口所在地的地段保健机构或社区卫生服务中心，凭此证明继续接种第二次、第三次。如因特殊情况未能接种第一次，出院后也请尽快联系居住地或户口所在地的地段保健机构或社区卫生服务中心，及时接种。此证明需到一层大厅门诊服务中心盖章。

卡介苗接种证明：证明新生儿卡介苗已在医院接种一次，如因特殊情况未能接种，出院后请尽快联系居住地或户口所在地的社区卫生服务中心或结核病防治所，及时接种，若上述两机构均不能接种，请联系朝阳区结核病防治所。此证明需到一层大厅门诊服务中心盖章。

新生儿听力筛查证明：证明已做听力筛查，若筛查正常，则自己留存；若筛查暂时未通过，也请不要过分担心，出院后预约复查，复查时间为每周二 13：00—15：30，地点在门诊楼四层儿保中心，也可与新生儿出生后 6—8 周的复查同时进行。此证明需到一层大厅门诊服务中心盖章。

新生儿疾病筛查证明：也就是我们平时说的"足跟血检查"，证明新生儿已做疾病筛查。请仔细阅读家长须知，筛查结果可通过短信或网上查询获得。若筛查结果异常，会电话通知，需要及时复查以便确诊。若住院期间未做该筛查（如提前出院或新生儿转外院等），请在新生儿出生 72 小时并充分哺乳后回原病房及时补做，时间为每日 9：00—15：00。

《出生医学证明》首次签发登记表及授权委托书：用于办理正式《出生医学证明》时使用，可出院回家后用钢笔或签字笔正楷填写，表中各项信息（包括住址）均须与身份证信息一致，授权委托书由新生儿母亲填写并签名。

新生儿就诊卡：新生儿出生后，家属即可携带新生儿母亲身份证至一层大厅建卡处办理新生儿就诊卡，以便出院时预约新生儿复查号时使用。

2. 出院当日办理的事项

《母子健康档案》：（就是建档时在社区办的那个小册子）住院

时请携带，出院当日交给主管医生填写相关内容后取回，出院后请尽快交回到领取处的社区卫生服务中心，以便社区卫生服务中心人员能够及时回访产妇及新生儿。

预约产妇复查号：主管医生会给产妇预约产后 6—8 周的复查号。

预约新生儿复查号：持已办理的新生儿就诊卡到所在病房护士站预约新生儿出生后 6—8 周的复查号。若听力筛查未通过的，也可预约同一天的听力复查。

预约盆底功能筛查号：持产妇医保卡或京医通卡到所在病房护士站预约，可约在产后复查号同一天或以后，不要约在产后复查号以前。

诊断证明书：包含入院日期及诊断、诊疗经过、分娩日期及方式、出院日期及诊断、出院医嘱等内容，是出院后报销和休假的凭证，请务必妥善保管。若丢失，可于出院 3 个工作日后去地下一层病案科复印，无法再提供原件。此证明需到一层大厅门诊服务中心盖章。

3. 出院后办理的事项

出院结算：出院当日无法办理结算手续，出院 3 个工作日后携带住院押金凭证到地下一层住院处办理。

《出生医学证明》：是人生第一个证件，办理没有时限要求，出生后多久办理都可以，但应尽快，因为会在新生儿报户口、购买保险、入托、入学、出国、乘飞机等时使用。若新生儿母亲来办理，请携带《出生医学证明》首次签发登记表、新生儿父母亲身份证原件及复印件。若新生儿母亲委托其他人（包括新生儿父亲）来代办，请携带《出生医学证明》首次签发登记表、新生儿父母亲身份证原件及复印件、新生儿母亲的授权委托书及代办人的身份证原件及复印件。若父母为外籍，请携带护照原件及复印件，到门诊楼四层儿保中心内出生医学证明办理处办理。时间为工作日上午 8：00—12：00，下午 13：00—16：30。请仔细斟酌新生儿姓名，《出生医学证明》一经签发，新生儿姓名无法更改。

怎么样，信息量很大吧？所以说啊，您别光顾着偷着乐了，也提前做好功课，接女王大人回家。当然，您还得准备好母子两人出院的衣物、安排好交通工具。

是否需要坐月子

到底需不需要坐月子？真的要在床上躺 30 天，不刷牙、不洗头、不洗澡、不吃盐？……作为现代女性的您，是不是想想都觉得喘不过气来？下面我们就来聊一聊到底需不需要坐月子、怎么坐月子这个事。

1. 是否需要"坐月子"？

生完孩子后，新妈妈体内的雌孕激素的量会从孕期很高的状态恢复至孕前的基础水平，身体也会经历巨大的变化，然后逐渐恢复到孕前状态，比如孕期的水肿会慢慢消退、孕期变得松弛的肌肉韧带也会再度紧张起来。在这个过程中，新妈妈会产生大量褥汗，会产生浑身酸痛、要散架的感觉，自然分娩的妈妈会觉得会阴肿胀不适，剖宫产妈妈更会觉得产后宫缩痛和手术刀口的疼痛让人崩溃，精神也会因激素水平的变化而低落，在这段时间进行充分的休养和调理是很有必要的，这段时间会持续到产后 40 天左右，因此我们确实需要"坐月子"。从社会学和医学的角度来看，"坐月子"是协助新妈妈顺利度过人生生理和心理转折的关键时期。

2. 到底怎么"坐月子"？

◎ 躺 30 天？

老话说的"坐月子"，其实都是"躺月子"。老人们都让新妈妈们躺在床上30天不动窝,到30天的时候,不少新妈妈欢呼"刑满释放",坐过月子的人估计不少有这种感觉。产后确实需要一段时间的休息和调理,但是绝对地躺在床上是不必要的,也是不对的。我们需要适当的下地活动来帮助恶露的排出,还需要活动来预防产后血栓的形成和栓塞的发生。羊水栓塞大部分人都听说过,但是还有一个很可怕的"肺栓塞"大家也需要警惕。产妇血液处于高凝状态,如果月子里老躺着、不活动,容易形成双下肢血栓,继而引发要命的肺栓塞。也有部分新妈妈因为老躺着,恶露不能及时排出来,最后继发感染的,或者需要再住院清除宫腔内残留的恶露的。所以坐月子期间,休息的同时一定还要注意适度运动,来预防这些情况的发生。

◎ 刷牙

很多老人总是叮嘱产妇坐月子期间不要刷牙,否则"生一个娃,掉一颗牙"。这恰恰反映出孕产妇不注意口腔牙齿卫生的危害。传统习俗认为,产妇刷牙会引起牙痛病。这也与医学道理相反,其实不刷牙,污垢得不到及时清除,会增加龋齿、牙周炎等口腔疾病的发生而引起牙痛病。因此牙也是需要刷的。月子期间激素水平的变化确实会引起一些牙齿不适,因此刷牙宜用软毛牙刷,力度也不宜过大,而且应该起床后和睡前都刷牙。

◎ 洗头、洗澡

传统习俗认为产后汗毛孔张开,坐月子期间不能洗头、洗澡,怕受风、着凉、得"月子病",给后半生的健康带来不利影响。而事实上,新妈妈因为要排出孕期储存在体内的水钠等,会产生大量褥汗,此外还有恶露,不保持清洁容易引起感染,因此,她们比任何人都更需要洗澡、清洁身体。现在生活条件好了，每次洗澡时要注意保暖，洗澡时的水温要保持在 37℃ 左右，每次洗澡控制在 5—10 分钟，洗完澡后要尽快把身体完全擦干，避免着凉就好。当然，盆浴不适合新妈妈。内衣内裤、各种产褥垫也需要勤换。

◎ 开空调

即使在 21 世纪的北京，夏天我们的产科急诊还是时不时能接诊到因为不敢开空调、捂着大被子导致产妇高热来就诊的情况。产妇还以为得了什么重病，其实是"中暑"了，这种"中暑"严重的时候可以危及生命。其实产妇并不是病人，对温度的需求与正常人一样，在高温环境下，完全可以开空调，酷暑时节捂大被子就更没必要了。只是要注意避免感冒，比如空调温度不要太低，将空调扇叶向下、不直吹冷风，温度降下来后可暂停一会儿再开。

当然，产妇也不适合整天待在空调环境里，早晚天气凉爽时，可打开窗户透气，总之要以感觉舒适为度。不刻意捂汗，要自然出汗，出汗后及时用干毛巾擦干。

◎ 收腹带

有人认为产后腹壁松弛，显得肚子里还有一个孩子似的，为了使体形尽快恢复，就用收腹带勒肚子，这是不正确的。随着胎儿的娩出、子宫大小的恢复，腹腔各脏器的位置要回至孕前状态，激素水平的变化使得韧带还处于松弛状态，此时腹带勒腹部会使腹压增高，对盆底肌肉造成压力和冲击，容易导致未来盆底脏器的脱垂，因此不主张月子里为了恢复体形绑腹带。

◎ 饮食营养

为了补充分娩时消耗的体力以及促进泌乳所需要消耗的能量，应该让新妈妈们多吃一些包含高蛋白、高热能、高维生素以及富含矿物质的食物，例如蛋类、鸡、鱼，同时多饮汤类，少食多餐，以免饮食过量造成消化不良。在现代医学看来，产后没有必要过度限盐。

◎ 心理状态的调节

产后雌孕激素水平的变化，会让产妇的精神状态变得容易波动，这也是产后抑郁发病最大的生理基础。因此，家属应当给予新妈妈充分的理解和支持，让产妇保持轻松愉悦的心情。产妇自己也要用各种对自己有效的方法，用自己感兴趣的事情来放松心情（比如我们有的同事就用"买买买"来防治产后抑郁，效果非常好），这样既有利于新妈妈的身体恢复，也有利于乳汁的分泌。妈妈心情舒畅了，分泌"开心"的奶，宝宝也会更开心、更幸福哦。

所以，"月子"还是要坐的，但是我们要科学地"坐月子"。

产后检查

十月怀胎，准妈妈经历了一个艰难的过程。整个孕期准妈妈全身各个器官都会发生变化，其中变化最明显的是孕育宝宝的子宫。妊娠期间子宫逐渐增大变软，宫腔容量由非孕期的 5ml 至足月时的 5000ml 或更多，为非孕期的数千倍。非孕期时子宫重量约 70g，妊娠足月时约 1100g，增加近 20 倍。子宫肌壁厚度逐渐增加，由非孕期的 1cm 至足月的 1—1.5cm。随着妊娠的进展，子宫形态也由倒置的梨形变为球形或直椭圆形。同时子宫内膜、子宫峡部及子宫颈等也发生相应变化，为分娩做准备。

自然分娩或剖宫产后，新妈妈除乳房外，全身各个器官要逐渐恢复到孕前的状态，这一时期称为产褥期。产褥期变化最大的器官与孕期一样，为孕育宝宝的子宫。子宫在分娩后要逐渐恢复到未孕前状态，这个过程需要 6—8 周。所以产后复查时间为分娩后 6—8 周。还记得吗？出院时约了三个号：产妇复查号、盆底功能筛查号、新生儿复查号。

1. 产妇的产后复查

产后复查是要检查新妈妈全身各个器官的恢复情况，最重要的是生殖系统——子宫、宫颈、阴道及外阴的恢复情况，检查内容包括：

（1）一般情况：监测血压、心率、体重。

（2）询问恶露持续时间，如果持续未干净，要询问恶露有无异味，必要时要做超声检查，除外胎盘、胎膜残留。有些新妈妈卵巢功能恢复良好，虽然母乳喂养，产后42天内也有月经，不用紧张。

（3）了解哺乳情况：检查是纯母乳喂养、混合喂养还是人工喂养。检查乳房有无硬结、红肿等。

（4）妇科检查子宫大小，了解子宫复旧是否良好，盆腔是否有炎症、宫颈有无裂伤及会阴伤口及剖宫产切口恢复情况。产时裂伤严重的新妈妈，还要检查肛门括约肌收缩是否正常，了解排便是否正常，有无漏尿、大便失禁。

（5）询问分娩或剖宫产情况：有无产后出血，有无内外科合并症及产科并发症，并给予相应处理，如妊娠期糖尿病产后2个月复查糖耐量，甲状腺功能减退或亚临甲减的孕妇，要定期检查甲状腺功能，妊娠期高血压的产妇监测血压，如异常，要去内科就诊等。

（6）评估产妇的心理状态：部分新妈妈产后不能适应新的角色，夜间喂奶影响休息，长时间睡眠不佳，心理受到很大影响，出现抑郁症状。对有心理状态异常的产妇，要给予疏导，嘱其尽早做心理咨询。

（7）指导避孕：产后避孕指导可以减少意外怀孕。大多数新妈妈认为产后哺乳不会有月经，不会有排卵，这是错误观念。产后哺乳的部分新妈妈会没有月经，不会排卵，但性生活时还是要采取避孕措施，避免意外怀孕，尤其剖宫产的新妈妈。

2. 盆底功能筛查

详见下一节。

3. 新生儿检查

宝宝在准妈妈子宫度过漫长的十个月，出生后要适应新的环境，所以出生后42天要和妈妈一起做检查。新生儿检查主要包括身长、头围、体重是否达标。同时还要做全身体检，尤其心脏听诊。了解哺乳情况，排便是否正常。有无黄疸，如果出现母乳性黄疸，暂时停止母乳喂养。

产后复查及新生儿检查对新妈妈和宝宝至关重要，产后一定要遵医嘱，按时来检查。

盆底康复

很多宝妈发现，医院里的产后 42 天复查增加了一个内容：盆底检查。宝妈不禁困惑："这是什么检查？能解决什么问题呢？"

1. 什么是盆底？

盆底就是盆腔的最底部，位于人体躯干的最低端，是以骨盆、脊柱骶尾部等骨性结构为支撑，肌肉、筋膜、韧带及神经血管共同构成的复杂的盆腔底部支持系统。它们互相作用和支持，像一只吊床，承托并支撑子宫、膀胱和直肠等盆腔脏器，让它们处于正常位置，盆底结构的完整性直接影响着这些盆腔脏器的正常功能。

从功能上看，盆底控制排尿、排便；支撑膀胱和尿道、子宫和阴道、直肠和肛门等盆腔脏器；维持性功能、性快感和性高潮。这些功能与我们的生活质量密切相关。如果盆底出了问题，会出现漏尿（憋不住尿，不想尿的时候有尿溢出，即出现"尿裤子"的尴尬），尿潴留（有尿排不出，憋胀痛甚至膀胱破裂），盆底、腹腔或骨盆带的各种疼痛，便失禁（轻者排气不受控制、重者稀便甚至干便不受控制），便秘，痔疮等孕产期常见症状。

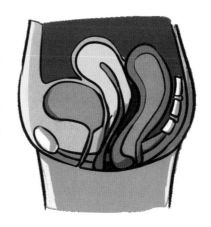

2. 产后为什么要做盆底检查？

盆底肌肉托着女性的直肠、子宫、膀胱等器官，使它们在固定的位置维持着正常运作。而怀孕以后的这 10 个月时间里，随着胎儿不断地长大，包括羊水、胎盘、子宫内的胎儿及其他的一些附属物，会对盆底有一个机械性的压力。在这样不断增大的压力下，会造成盆底持续性的损伤。除了机械性的压力，松弛素也会使肌肉关节和韧带变得松弛，以适应逐渐增大的子宫和分娩的需要。肌肉逐渐变得松弛后会失去它原有的弹性，降低对尿液的控制能力，所以才会出现漏尿的情况，而分娩和孕期增大的压力，甚至产后不恰当的姿势都有可能导致盆腔器官的脱垂。

绝大部分妇女对妇科疾病如阴道炎、盆腔炎、宫颈癌、子宫肌瘤等了解较多，而对尿失禁、阴道壁膨出等了解较少，甚至很多人认为尿失禁是一种随年龄增长而出现的正常现象，全球范围仅有 8% 的尿失禁妇女就诊，普遍存在就诊延迟现象。这就导致一部分人出现较严重症状后只能通过手术治疗，易造成并发症多、风险大，且术后可能复发的后果。生活质量未得到提高的患者身心进一步受到伤害。

妊娠和分娩是导致盆底功能障碍发生的一个关键环节，早发现、早治疗、早预防可以减少远期的发病率，提高女性生活质量，使更多的问题以康复等非手术方式来解决，降低手术率和医疗消耗。

3. 检查前需要准备什么？具体是怎么检查的？

（1）盆底检查流程

了解盆底相关症状和病史。包括孕前、孕期有无尿失禁，尿失禁的种类以及妊娠、分娩相关内容，针对泌尿、肛肠及疼痛、性生活状况重点询问，有相关症状时填写评估问卷、疼痛评分等。

（2）盆底检查

检查伤口瘢痕位置、软硬程度、疼痛状况，盆底各层肌肉完整程度、紧张痉挛状况，是否有触痛条索，以及盆底肌力和肌张力状况。阴道前后壁膨出、子宫脱垂情况以及阴道裂孔和会阴体情况，盆底动力学检查。最后行腹直肌分离检测。

4. 剖宫产也要做盆底康复吗？

很多人以为是因为分娩时胎儿通过产道把阴道撑大了，所以肌肉才变得松弛，这是不对的。因为在孕期，尤其是孕晚期，孕妇的身体状态会自然而然地为生产宝宝做准备，会分泌出一种松弛素，让骨盆韧带变得松弛。而松弛素在分娩前后达到高峰，产后逐渐下降，然后身体才逐渐恢复到一个紧致状态。在孕期，随着胎儿生长发育，胎儿胎盘增大，羊水增多，子宫明显增大，对腰椎和盆底的压力均增加，腹直肌的持续牵拉使腹肌力量明显下降，腰椎向前的曲度增加，对盆底肌的压迫也相应增大。

盆底肌处于长期受压状态，产生慢性的松弛和劳损，肌肉力量下降，承托支持功能下降，甚至有人在孕期就发生比较严重的子宫脱垂和阴道壁膨出。因此，可以说，盆底的损伤不是单纯由分娩导致的，而是持续贯穿于整个孕期。有些剖宫产的产妇（尤其是孕期中，甚至在怀孕前就有漏尿症状的产妇）虽然盆底没有伤口，盆底肌力量也很弱。更有一些剖宫产的产妇，尤其是多次剖宫产的产妇出现腰酸背痛，腹壁松松垮垮迟迟不能复原，往往伴随盆底肌的紧张，出现骨盆带疼痛或者性交痛、便秘，这些都需要筛查和干预治疗。所以，剖宫产后也要做盆底康复。

5. 盆底出了问题应该怎么办？

产后松弛素水平逐渐下降，身体各脏器、肌肉、关节、韧带也在恢复中，产后半年内都是正常的恢复期。针对各种症状以康复治疗为主，由于大部分产妇在哺乳期，为避免对母乳和婴儿的影响，只在必要时采用药物辅助治疗。

行为疗法：减轻体重、降低体重指数，降低体脂百分比，戒烟，减少咖啡因饮料，避免或减少加腹压的动作。

治疗增加腹压的慢性病：长期便秘、慢性支气管炎等。

盆底肌训练（Pelvic Floor Muscle Training，PFMT），又称为Kegel 运动。NICE（英国国家卫生和临床医疗优选研究所）建议，在治疗师指导下，用至少 3 个月的 PFMT 作为对压力性尿失禁患者和以压力性尿失禁为主的混合性尿失禁患者的一线治疗（A 级证据）。PFMT 应达到相当的训练量，才可能有效。可参照如下方法实施：持续收缩盆底肌（即缩肛运动）不少于 3 秒，松弛休息2—6 秒，连续做 15—30 分钟，每天重复 3 遍，持续 3 个月或更长时间。

盆底电刺激治疗：对于盆底肌力弱、不能主动收缩盆底肌的患者可采用盆底低频电刺激的方法。针对不同类型肌纤维的薄弱情况选择不同的程序。

生物反馈治疗：这种治疗方法是阴道内插入探头，探头采集的信号转化成声音或者图像在屏幕上显示出来，宝妈看着图像听着声音像"超级玛丽"一样收缩或放松盆底，一路"闯关打怪"，玩笑间练成"超级无敌"盆底。

盆底康复器：又称阴道哑铃，用于盆底肌力比较好的患者（由盆底医生检查和评判），可以提高本体感觉强化治疗效果。为消除患者的恐惧心理，保证良好的治疗效果，使用前需要专人进行充分的宣教。第一次使用时可以由治疗师示范、指导并协助选择合适的型号，根据患者的自身情况设定个性化治疗方案。治疗两周后复查，重新评估及指导后续治疗。

盆底磁刺激治疗：新型非侵入盆底康复手段：不用脱裤子、不用把探头插进阴道里。操作方便，又免去了阴道插入异物的不适感和感染阴道炎的风险。这种治疗方法对膀胱颈过度活动导致的尿急、尿频有良好的治疗效果，对盆腔深部疼痛效果优于电刺激，对增加盆底肌力量的作用也不错哦。

针对疼痛怎么办？ 应用肌筋膜触发点（**Myofascial Trigger Points，MTrPs**）技术、筋膜松解术，借助针灸、超声波等治疗手段不仅能治疗孕产期骨盆带疼痛，还能治疗产后尿失禁、盆底器官脱垂、阴道松弛、外阴静脉曲张、性交疼痛等相关疾病。

运用运动医学疗法：针对疼痛患者综合评估肌肉失衡情况、体姿体态，制订个性化康复治疗方案。从轻量锻炼开始循序渐进强化核心肌力量，预防和治疗骨盆带疼痛、腹直肌分离、产后运动塑形等。

以上各种康复技术可以根据患者的具体情况联合使用，综合治疗效果更好哦！

后记

　　2019 年，首都医科大学附属北京妇产医院迎来了六十华诞。经过 60 年的积累，医院已从建院之初的产科、妇科两个临床科室，发展为有 30 多个医疗、医技、保健科室的三级甲等妇产专科医院。围产医学部作为国家卫生健康委员会批准的国家临床重点专科项目建设单位，自建科以来一直是北京市分娩数量最多、高危患者集中的科室。作为北京市产前诊断中心、产科疑难重症会诊中心，围产医学部肩负本市及周边地区转会诊任务，为北京市及周边地区妇幼保健工作作出了巨大贡献。科室以围产保健系列化服务见长，已经形成一支训练有素、技术精湛、专业齐全的医疗骨干队伍，技术力量雄厚，高危妊娠管理有序。

　　为了向院庆 60 周年献礼，北京妇产医院的领导及相关部门对本书的撰写和出版工作给予了大力支持，感谢严松彪院长为本书亲自作序，感谢郝伟副院长对本书内容进行了独具匠心的策划。

　　对于产妇来说，十月怀胎是一段不短的日子。而作为产科医生，我们每天都要面对无数充满困惑与不解的孕产妇。除了陪伴她们、救死扶伤之外，我们还可以给予她们最专业的指导、最实用的帮助、最贴心的关怀，《准妈妈实用手册》就这样诞生了。在繁忙的临床工作之余，围产医学部的全体同仁为参加本书的撰写付出了巨大精力，实属不易。在此，感谢围产医学部陈奕、丁新和阮焱三位主任，她们为本书的编辑及整体审校付出了大量的辛勤劳动。感谢王欣、李光辉、刘晓巍、时青云、周莉和李广隽等专家为本书审阅所做的工作。同时，也要感谢门诊部程红燕主任为本书的出版所做的积极努力。

借此机会，我们还要感谢东方出版社的各位同仁，为本书的校勘付出了大量的时间与精力，为本书的顺利出版给予了积极的支持。

希望《准妈妈实用手册》能够为广大的准妈妈答疑解惑，成为她们的好帮手，伴她们顺利度过孕期。

首都医科大学附属北京妇产医院

围产医学部